Sabine Wacker
Dr. med. Andreas Wacker

Allergien: Endlich Hilfe durch Basenfasten

- Schnelle Hilfe bei den unterschiedlichsten Beschwerden
- Die richtigen Lebensmittel auswählen
- Die Erfolgsmethode für Ihr Immunsystem

Haug

Die Autoren

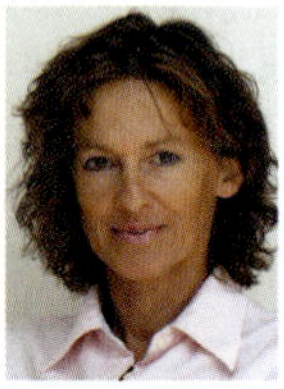

Sabine Wacker ist Heilpraktikerin und hat sich auf Entgiftungstherapie, Fasten und Ernährungsberatung spezialisiert.

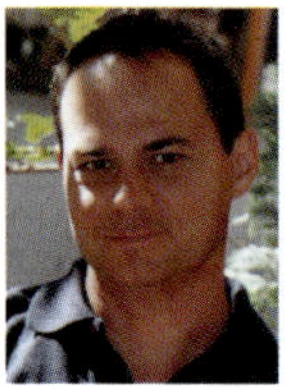

Ihr Mann, **Dr. med. Andreas Wacker,** ist Arzt mit Schwerpunkt Homöopathie. Beide haben eine Praxis in Mannheim.

Sie erreichen die Autoren auch im Internet unter www.basenfasten.de.

Bibliografische Information der Deutschen Bibliothek
Die Deutsche Bibliothek verzeichnet diese Publikation in der Deutschen Nationalbibliografie; detaillierte bibliografische Daten sind im Internet über http://dnb.ddb.de abrufbar

Programmplanung: Dr. Elvira Weißmann-Orzlowski
Lektorat: Sabine Seifert · Satz/Grafik/Lektorat, Stuttgart
Umschlagfotos: Mauritius
Umschlaggestaltung: Cyclus · Visuelle Kommunikation, Stuttgart
Satz: Sabine Seifert · Satz/Grafik/Lektorat, Stuttgart
Druck und Verarbeitung: Westermann Druck Zwickau GmbH

ISBN 3-8304-2110-9

1 2 3 4 5

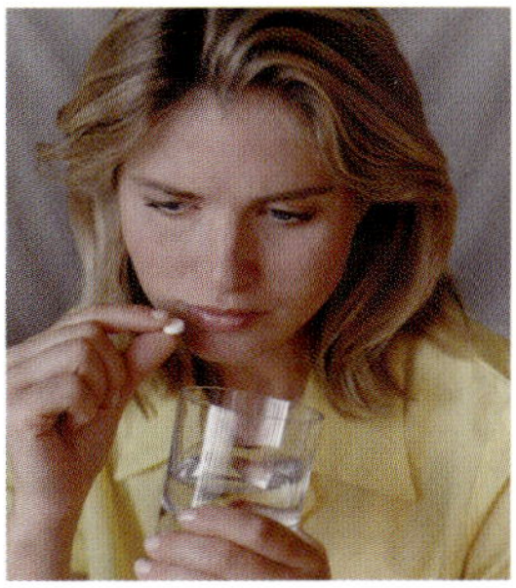

Wissen Sie, ob Sie Allergiker sind?

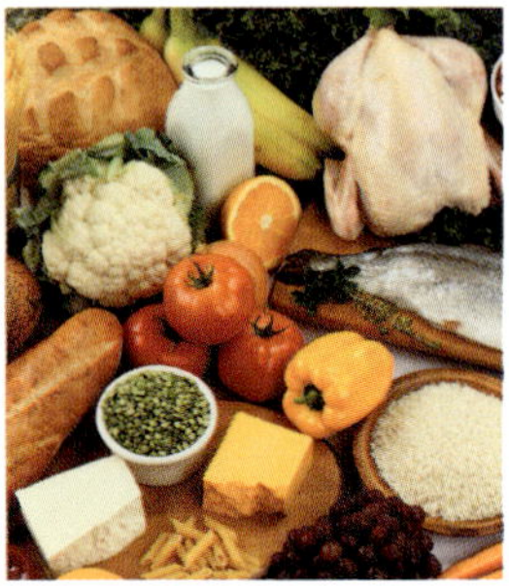

Lebensmittelallergien – ein Kapitel für sich

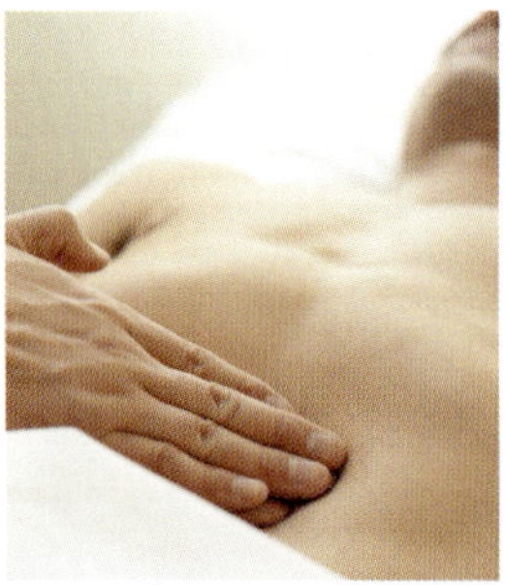

Allergien aus der Sichtweise der Erfahrungsheilkunde

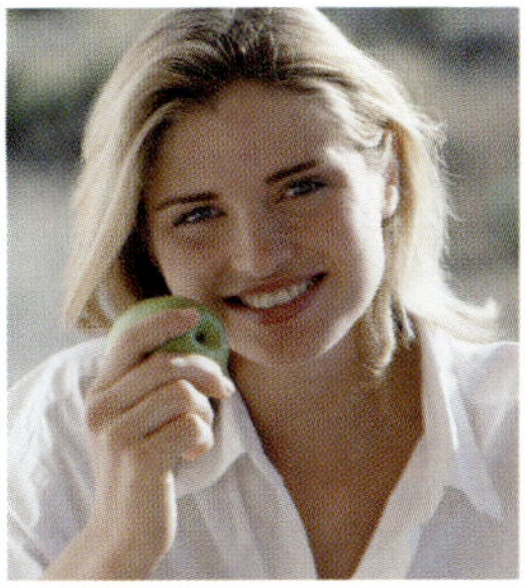

Basenfasten für Allergiker

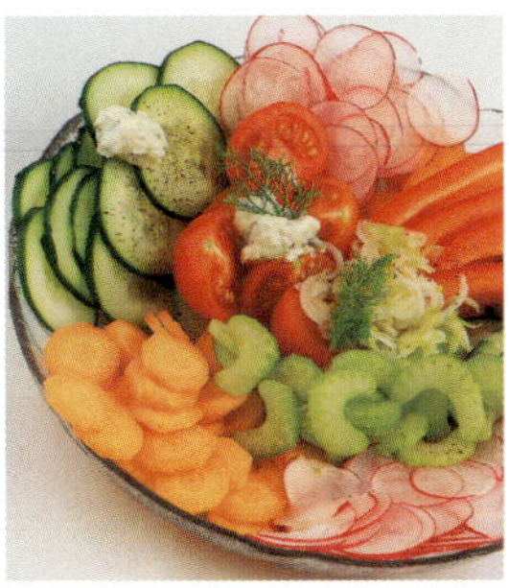

Rezepte für Allergiker

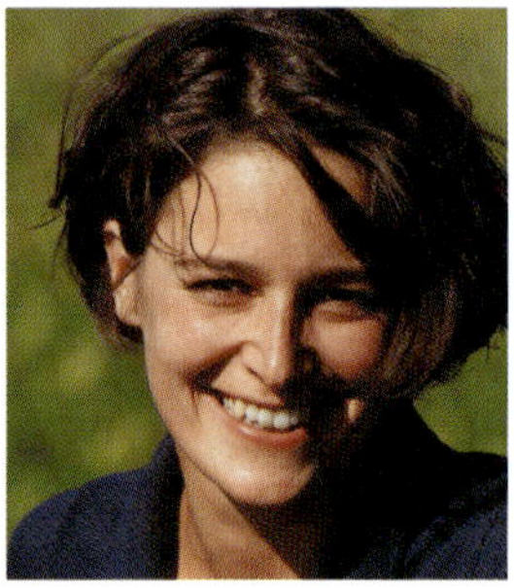

Das Erhaltungsprogramm – Basenfasten als Allergievorsorge

Vorwort

Ich freue mich, für dieses hochinteressante Buch das Vorwort schreiben zu dürfen.

Die Aufbereitung des Themas ist vom Aufbau her und inhaltlich sehr gut gelungen, man wird an die Hand genommen und Schritt für Schritt in die Thematik eingeführt.

Das Buch wird sicher einen großen Leserkreis finden. Auch wir sehen hier in unserer Klinik in Bad Pyrmont, dem Stammhaus der Buchinger-Methode, eine deutlich zunehmende Zahl an Menschen mit allergischen Reaktionen auf verschiedenste Stoffe.

Nahrungsmittelallergien scheinen überhaupt überdurchschnittlich zuzunehmen. Mich wundert das nicht angesichts der zunehmenden Einflüsse des Novel Food und des Food Designs auf unsere tägliche Ernährung. Eine Ablehnung der eines Tages alles durchdringenden Industrialisierung der Nahrung durch den bewusst einkaufenden Konsumenten ist verständlich. In unserer Klinik verwenden wir außer der Buchinger-Methode („Heilfasten") in der Ernährung unserer Patienten ausschließlich Nahrungsmittel aus dem eigenen Garten und aus kontrolliert ökologischem Anbau (Bio-Produkte). Und so erleben wir durch unsere Arbeit, wie Menschen durch das naturheilkundliche Fasten und anschließende Umstellung auf gesunde Bio-Produkte beschwerdefrei werden.

Die in diesem Buch beschriebene modifizierte Form des Fastens, das Basenfasten, bewirkt eine deutliche Verbesserung der Lebensqualität bei Unverträglichkeiten und Allergien. Eine nach dem Basenfasten folgende Ernährungsumstellung mit viel basischem Gemüse auf dem Speiseplan kann sogar zu einer völligen Beschwerdefreiheit führen. Dieses Buch hat daher seinen Platz in der Aufklärung der Menschen und in der Hinführung zu einer gesunden Lebensweise!

Dr. Andreas Buchinger, Internist / Naturheilverfahren / Badearzt
Chefarzt der Klinik Dr. Buchinger in Bad Pyrmont

Einführung

Allergie – allein der Begriff beschreibt eigentlich nur einen Zustand und sagt nicht mehr aus als „anders reagieren" – „fremdartig reagieren". Ein Allergiker reagiert also „anders" – anders als andere Menschen – anders als gesunde Menschen. Und von diesen andersreagierenden Menschen gibt es immer mehr.

Allergien gehören inzwischen auch zu den häufigsten Kinderkrankheiten. Kinder aus Familien, in denen ein oder gar beide Elternteile an Allergien leiden, haben ein höheres Risiko, selbst Allergien zu bekommen. Besonders häufig sind: Neurodermitis, Asthma und Heuschnupfen. Meist beginnt die allergische Tendenz mit Milchschorf im Säuglingsalter, geht im Kleinkindalter in Neurodermitis über, gefolgt von Asthma und/oder Pollenallergie in den folgenden Jahren. Da diese drei Krankheiten sich in gewisser Weise gegenseitig bedingen, spricht man von der „atopischen Trias" (Atopie = griech.: Das Fremdartige, das Ungewöhnliche, Trias = griech.: die Dreiheit).

Die nebenstehende Tabelle zeigt, wie häufig Allergien in Deutschland vorkommen. Die Dunkelziffer liegt sicher noch höher. Viele Menschen sind unsicher, ob ihr Schnupfen noch ein „normaler" Schnupfen oder bereits ein allergischer Schnupfen ist. Bei Nahrungsmittelallergien ist die Unsicherheit noch größer. So gibt es echte Allergien auf Nahrungsmittel, unechte Allergien (Pseudoallergien) sowie Intoleranzen wie beispielsweise die Laktoseintoleranz. Die genaue Unterscheidung ist schon deshalb schwierig, weil die verschiedenen Ursachen zum Verwechseln ähnliche Symptome hervorrufen.

Es gibt viele Theorien über die Ursachen von Allergien – interessant sind die Theorien, die zu sinnvollen Therapien führen und den betroffenen Menschen helfen. Eine solche möchten wir Ihnen in diesem Buch vorstellen. Durch Basenfasten und nachfolgende Ernährungsumstellung konnten wir mittlerweile bei so vielen Allergikern eine Verbesserung ihrer Lebensqualität erzielen, dass wir uns entschlossen haben, diese Therapieform den vielen allergiegeplagten Menschen mitzuteilen.

INFO

Jeder dritte Deutsche ist Allergiker! Vor 50 Jahren war nur jeder Hundertste davon betroffen.
(Quelle: Robert-Koch-Institut, Berlin, 2003)

Häufige Allergien

- *15,4 % Heuschnupfen bzw. Milbenallergien*
- *14,8 % allergische Hautausschläge*
- *7,8 % Nesselsucht*
- *5,6 % allergisches Asthma*
- *5,6 % Nahrungsmittelallergien*
- *3,4 % Neurodermitis*

(Quelle: Robert-Koch-Institut, Berlin, 2003)

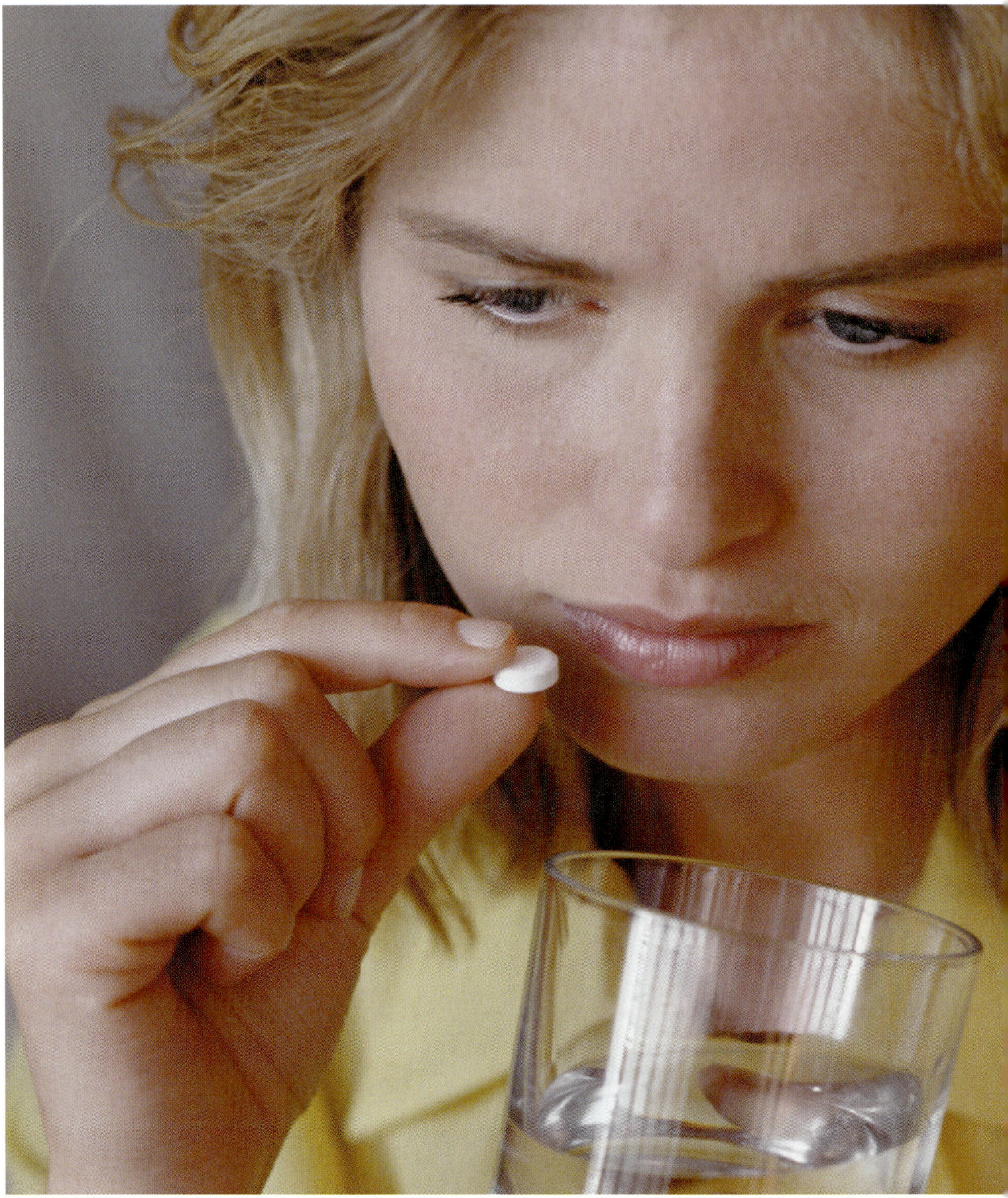

Wissen Sie, ob Sie Allergiker sind?

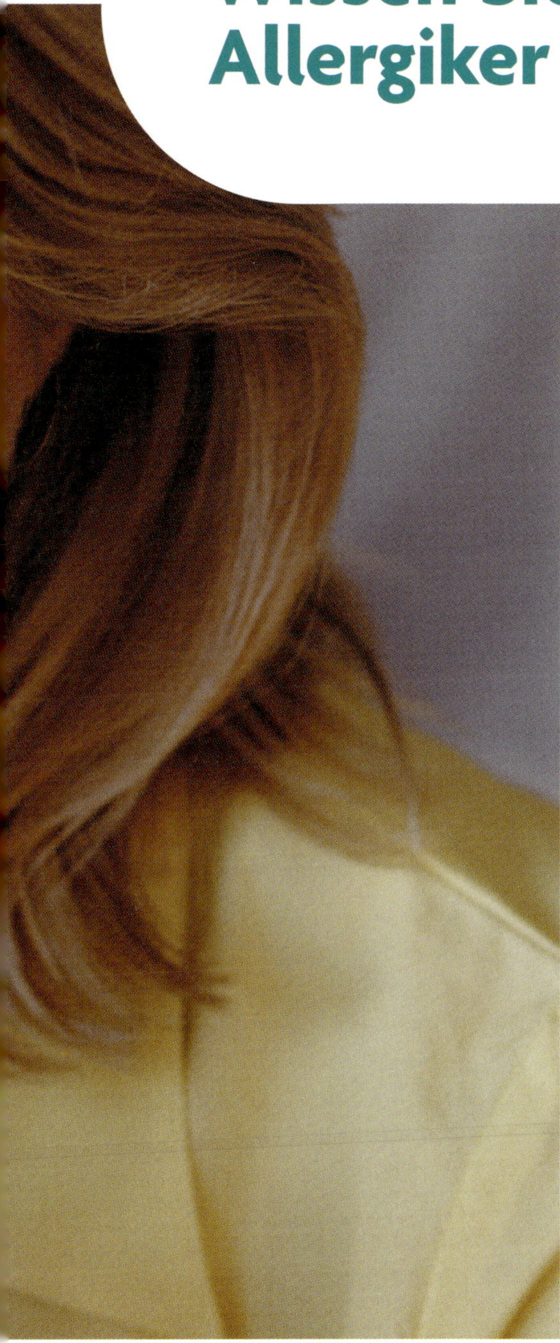

Eine Unverträglichkeitsreaktion, z. B. eine Allergie, äußert sich nicht selten durch so allgemeine Symptome wie Schnupfen, Kopf- und Bauchschmerzen, Schwindel und Erschöpfung. Aber auch allergieähnliche Erscheinungen, wie Pseudoallergie oder angeborene Intoleranz haben solche Symptome.
Eine „echte" Allergie liegt wahrscheinlich dann vor, wenn mehrere Symptome unter bestimmten Umständen zusammen auftreten – Sicherheit hönnen hier nur bestimmte allergologische Tests bieten.
Aber egal ob „echte" Allergie, Pseudoallergie oder angeborene Intoleranz – die Symptome sind dieselben – und damit auch der Leidensdruck.

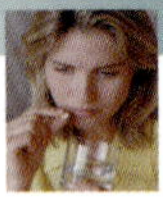

Wogegen man allergisch sein kann

INFO

Es gibt nichts, worauf man nicht allergisch sein kann.

Prinzipiell kann man gegen alles und jeden allergisch sein. Auch Tiere sind immer häufiger von Allergien betroffen. Gerade die Tatsache, dass man gegen alles allergisch sein kann, macht es den Medizinern so schwer, die zuständigen Allergene zu ermitteln. Es ist wie die Suche nach der Stecknadel im Heuhaufen.

Doch gibt es inzwischen viele Erkenntnisse, die den Betroffenen einen Anhalt geben. So weiß man, dass Asthmatiker häufig eine Hausstaubmilbenallergie, eine erhöhte Sensibilität auf Schimmelpilze und/oder Tierhaarallergien haben. Meist leiden an Neurodermitis erkrankte Menschen an Nahrungsmittelunverträglichkeiten, insbesondere reagieren sie allergisch auf Milchprodukte, Weizen und Zitrusfrüchte. Bei Pollenallergien kommt es häufig zu Kreuzreaktionen mit Kern- und Steinobst – das heißt, es entwickeln sich im Rahmen der Pollenallergien im Laufe der Zeit auch Allergien auf Kern- und Steinobst. Aber auch andere Nahrungsmittelallergien sind möglich. Etwas seltener sind Allergien auf Duftstoffe, Arzneimittel, Impfstoffe, Spermien, Farbstoffe in Textilien und Wohnräumen, Metalle – besonders Nickel und Zahnmetalle, Zahnersatz und zahnärztliche Hilfsstoffe, Nahrungsmittelzusatzstoffe wie Emulgatoren, Geschmacksverstärker, Konservierungsmittel, Pestizide, Herbizide, Fungizide, Alkohol …

Statistisch gesehen nehmen diese zuletzt genannten Allergien keinen allzu großen Raum ein – was vielleicht auch daran liegt, dass viele Allergien nicht erkannt werden. Besonders Nahrungsmittelallergien fristen ein Schattendasein in den Tiefen des menschlichen Darmes, wo sie zu allerlei Fehldiagnosen wie Reizdarm, Durchfall, Schwindel Anlass geben. Doch wie sehen allergische Reaktionen aus – woran erkennt man sie?

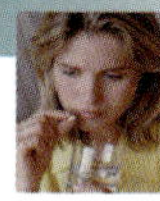

Symptome, die auf ein allergisches Geschehen hinweisen

Wer an Allergien leidet, ist oft sehr verunsichert, da die wenigsten Allergiker genau wissen, worauf sie im Einzelnen allergisch reagieren. Eine Pollenallergie oder eine Hausstaubmilbenallergie ist recht einfach feststellbar und den Betroffenen meist bekannt. Es handelt sich dabei in der Regel um so genannte „Soforttyp-Reaktionen“, das heißt, der Betroffene reagiert innerhalb weniger Minuten heftig auf das Allergen. Kaum kommen die Atemwege mit den Pollen in Kontakt, treten die typischen Symptome auf: Niesen, die Nase läuft und die Augen fangen an zu jucken. Wer jedoch unter Allergien mit verzögerter Reaktion oder unter Unverträglichkeiten leidet, weiß das oft jahrelang nicht. Die Dunkelziffer dieser „Allergiker“ ist recht hoch. So entpuppen sich bei genauerem Hinschauen so allgemeine Symptome wie Kopfschmerzen und Schnupfen als allergische Symptome.

Hinzu kommt, dass es bei Allergien auf Nahrungsmittel, Konservierungsmittel, Stabilisatoren und auf andere Chemikalien wesentlich schwieriger ist, die Allergene einzugrenzen, da es eine Unzahl von in Frage kommenden Stoffen gibt, die *nie* alle von einem Test erfasst werden können. Auch neigen Menschen, die an Allergien leiden, dazu, im Laufe der Zeit neue Allergien zu entwickeln. Das alles führt zu der besagten Unsicherheit.

INFO

Nicht selten steckt hinter Symptomen wie Kopfschmerzen, Schwindel, Bauchschmerzen und Schnupfen eine Allergie.

Gut zu wissen

Symptome, die auf eine Allergie hinweisen können

- Laufende Nase
- Niesen
- Verstopfte Nase
- Augenjucken
- Augentränen
- Entzündete Augenbindehaut
- Kratzen und Juckreiz im Hals, Nasen- und Rachenraum
- Ständiges Räuspern, Hüsteln
- Atemnot
- Juckreiz am ganzen Körper
- Hautsausschläge
- Nesselsucht (Quaddeln auf der Haut)
- Kopfschmerzen
- Bauchschmerzen
- Schwindel
- Kreislaufkrisen
- Durchfall
- Blähungen
- Schwäche
- Abnorme Müdigkeit
- Erschöpfung

Keines dieser Symptome ist für sich ein eindeutiger Hinweis auf eine Allergie. Selbst eine Nesselsucht kann verschiedene Ursachen haben, die meist nicht erkannt werden. Von einer allergisch bedingten Nesselsucht spricht man, wenn die für die Nesselsucht typische Quaddelbildung auf der Haut nach Kontakt mit einem Allergen auftritt. Häufig sind Arzneistoffe die Ursache. Es gibt aber auch Menschen, die auf eine heiße oder kalte Dusche nach sportlicher Betätigung mit Quaddelbildung reagieren.

INFO

Die meisten Symptome, die in Zusammenhang mit Allergien auftreten, sind so allgemeine Symptome, dass sie auch ein Hinweis auf eine andere Gesundheitsstörung sein können.

Ein anderes Beispiel: Eine laufende oder eine verstopfte Nase kann einfach ein Symptom eines grippalen Infektes, also ein Schnupfen sein. Räuspern und Hüsteln können eine Marotte sein – ein Symptom eines nervösen Menschen. Durchfall kann durch ein Virus oder durch verdorbene Kost bedingt sein. Sie sehen, viele dieser Symptome können auch eine ganz andere Ursache haben. Diese Tatsache erschwert die Diagnosestellung von Allergien enorm. Entscheidend ist dabei immer, ob die möglichen allergischen Symptome immer in einem bestimmten Zusammenhang auftreten. Wichtig ist, dass Sie sich genau beobachten.

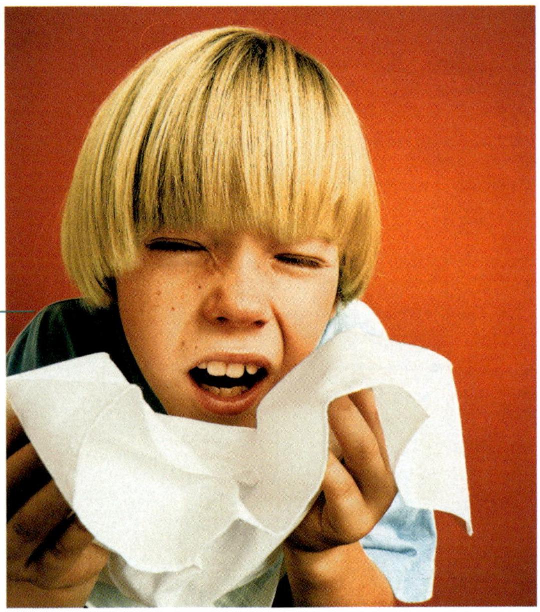

Schnupfen kann Symptom eines grippalen Infektes, aber auch einer Pollenallergie sein.

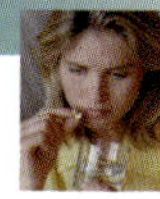

Machen Sie Ihren persönlichen Allergie-Check

Wann und wo treten die allergieverdächtigen Symptome auf?

	Ja	Nein
Im Frühling	☐	☐
Im Sommer	☐	☐
Im Sommer	☐	☐
Im Winter	☐	☐
Im Freien	☐	☐
In der Wohnung	☐	☐
Nur nachts im Bett	☐	☐
Während/nach dem Essen	☐	☐
Bei/nach Genuss bestimmter Nahrungsmittel	☐	☐
Bei/nach Genuss bestimmter Getränke	☐	☐
Während/nach Sport	☐	☐
Bei/nach Kontakt mit Tieren	☐	☐
Während/nach Essen im Restaurant	☐	☐
Während/nach Essen in bestimmten Restaurants	☐	☐
Bei/nach dem Duschen	☐	☐
Bei/nach Auftragen von Kosmetika	☐	☐
Wenn Sie frisch gewaschene Kleidung anziehen	☐	☐
Bei/nach Einnahme von Arzneimitteln	☐	☐

Diese Liste lässt sich beliebig lang erweitern. Wichtig ist, dass Sie detektivisch vorgehen. Beobachten Sie sich genau: Wann und wo treten die möglichen allergischen Reaktionen auf? Vielleicht fallen Ihnen spontan noch weitere Situationen ein, in denen Sie allergieverdächtige Symptome entwickeln. Fügen Sie diese „Jas" einfach der Liste bei.

Auswertung: Je mehr Fragen Sie in der Checkliste mit „ja" beantwortet haben, umso wahrscheinlicher ist das Vorhandensein einer Allergie.

TIPP

Beobachten Sie sich genau: Wann und wo treten die möglichen allergischen Reaktionen auf?

Die Situationen, in denen Sie mit „ja" geantwortet haben, geben Ihnen Aufschluss darüber, um was für eine Allergie es sich handelt – beispielsweise um eine Nahrungsmittelallergie oder um eine Pollenallergie. Dies ist natürlich nur ein grobes Raster zur ersten Orientierung. Eine genaue Abklärung erfolgt beim Allergologen.

INFO

Eine Allergie ist wahrscheinlich, wenn mehrere Symptome unter bestimmten Umständen zusammen auftreten.

Eine Allergie vermutet man vor allem dann, wenn mehrere Symptome, die auf das Vorliegen einer Allergie schließen lassen, unter bestimmten Umständen zusammen auftreten. Im Fall der Pollenallergien sieht das so aus: Die Augen jucken, tränen und schwellen an, die Nase juckt und läuft, der Betroffene muss häufig niesen. Unter Umständen ist die Atmung erschwert, Müdigkeit und verminderte Leistungsfähigkeit können auftreten. Die Symptome sind bei Aufenthalt im Freien schlimmer und treten immer zu einer bestimmten Jahreszeit auf: Ab Januar/Februar bei den Menschen, die auf Frühblüher wie Hasel und Erle reagieren, ab April bei Menschen, die auf „Mittelblüher" wie Platane und Rotbuche reagieren, ab Mai, Juni bei Menschen, die auf Gräser und Getreidepollen reagieren. Hier liefern gängige Allergietests, wie sie jeder Allergologe durchführt, meist klare Ergebnisse.

Wenn Sie immer nach einem Besuch in einem chinesischen Restaurant Juckreiz, Quaddeln oder andere Hautausschläge bekommen, dann ist es möglich, dass Sie auf Geschmacksverstärker wie Glutamat in bestimmten Gewürzmischungen oder auf die Gewürze selbst allergisch reagieren. Man spricht in diesem Zusammenhang vom China-Restaurant-Syndrom.

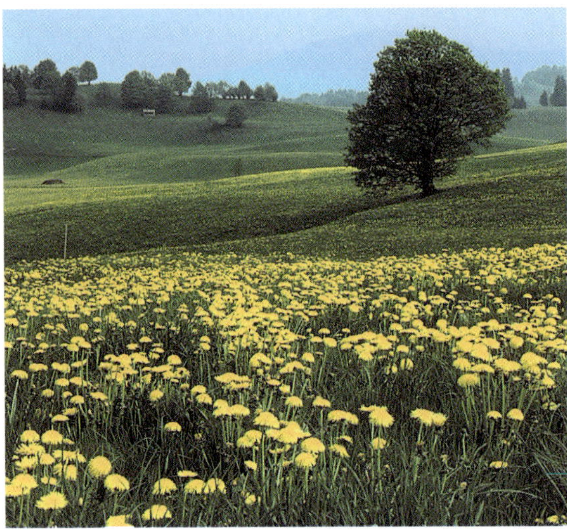

Pollen von Gräsern und Bäumen verursachen bei empfindlichen Menschen allergische Reaktionen,

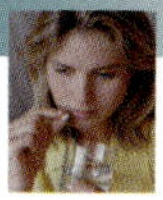

Allergie, Pseudoallergie und Intoleranz

Detektivische Arbeit ist gefragt beim Unterscheiden zwischen einer Allergie oder einer anderen Krankheit. So ist längst nicht alles, was man als Allergie bezeichnet auch eine echte Allergie. Viele Menschen bezeichnen sich als Allergiker, meinen damit zunächst aber nur, dass sie Unverträglichkeitsreaktionen auf bestimmte Stoffe haben.

Mediziner unterscheiden zwischen echten Allergien, Pseudoallergien und angeborenen Intoleranzen. Es gibt aber auch toxische Reaktionen auf Substanzen, die fälschlicherweise für eine allergische Reaktion gehalten werden. Ein Beispiel dafür sind die toxischen Reaktionen auf Zahnmetalle wie Amalgam (s. Seite 20).

Die folgende Abbildung zeigt als grobe Orientierung, wie man Unverträglichkeitsreaktionen in ein Schema fassen kann.

INFO

Eine toxische Reaktion ist das Ergebnis der Einwirkung einer für den Körper giftigen Substanz. Die Art der Reaktion hängt von der Schädlichkeit und Menge des Stoffes ab. Diese Reaktion hat nichts mit einer Allergie zu tun.

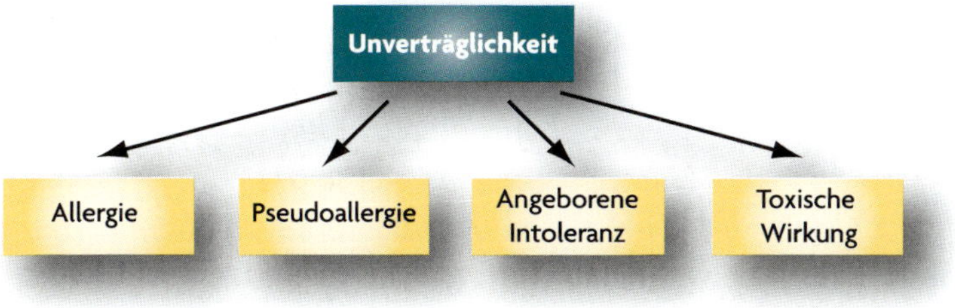

„Echte“ Allergie

Als echte Allergie ist nur die Reaktion einzuordnen, die als Immunreaktion zu den typischen allergischen Erscheinungen führt. An der echten allergischen Reaktion sind Immunglobuline vom Typ E beteiligt, weshalb man von IgE-vermittelten Reaktionen spricht. Es kommt dabei zur Ausschüttung der körpereigenen Substanz Histamin, welche zu Juckreiz und anderen allergischen Symptomen führt.

Um eine echte Allergie auszulösen, ist ein Erstkontakt mit einem Allergen nötig, der zu einer so genannten Sensibilisierung führt. Beim

Zweitkontakt kommt es dann zur allergischen Reaktion – im Blut ist ein erhöhter IgE-Spiegel nachweisbar. Beispiele für solche echten Allergien sind die Pollenallergien, Hausstaubmilbenallergien und Tierhaarallergien. Auch auf Nahrungsmittel gibt es echte Allergien, vorwiegend auf Kuhmilch und Kuhmilchprodukte, Weizen und Roggen. Echte allergische Reaktionen finden völlig unabhängig von der Menge des Allergens statt. Eine kleinste Menge reicht aus, um die Reaktion in vollem Umfang auszulösen.

Pseudoallergie

Unter Pseudoallergien versteht man Unverträglichkeitsreaktionen, denen andere körperliche Vorgänge zugrunde liegen und die *nicht* mit einem erhöhten IgE-Spiegel einhergehen. Sie können aber genau dieselben Symptome wie eine echte Allergie aufweisen. Die Reaktion benötigt keine Sensibilisierungsphase. Beispiele für Pseudoallergien sind Reaktionen auf Arzneimittel. Auch auf Nahrungsmittel gibt es häufig pseudoallergische Reaktionen.

Intoleranz

Als Intoleranz bezeichnet man angeborene und erworbene Überempfindlichkeiten. Oft gehen sie auf einen angeborenen Enzymdefekt zurück. Eine weit verbreitete Unverträglichkeit ist die Milchzuckerunverträglichkeit, die Laktoseintoleranz. Hier fehlt das Enzym Laktase, weshalb der Milchzucker (= Laktose) nicht abgebaut werden kann. Das führt zu allergieähnlichen Erscheinungen mit Blähungen, Bauchschmerzen, Krämpfen, Durchfall oder Verstopfung.

Auch die Histaminintoleranz ist weit verbreitet und wird selten erkannt. Histaminhaltige Nahrungsmittel wie Sauerkraut, Rotwein, Sekt und reife Käsesorten führen zu Unverträglichkeitsreaktionen, die denen einer echten Allergie sehr ähnlich sind – wie im Kapitel Lebensmittelallergien (ab Seite 31) näher erläutert wird. Das Ausmaß der Reaktion ist hier von der genossenen Menge abhängig.

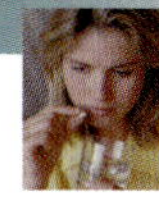

Gut zu wissen

Echte Allergie, Pseudoallergie, Intoleranz – die Unterschiede

Echte Allergie	Mit Sensibilisierung, Reaktion unabhängig von der Allergenmenge Beispiele: Pollenallergien, Hausstaubmilbenallergien, Tierhaarallergien
Pseudoallergien	Ohne Sensibilisierung, Reaktion abhängig von der Allergenmenge Beispiele: Arzneimittel, Chemikalien
Intoleranz, Überempfindlichkeit	Oft aufgrund von Enzymdefekten Beispiele: Laktoseintoleranz, Histaminintoleranz

Allein die Symptome erlauben also keine genaue Aussage darüber, ob es sich nun um eine Allergie oder „nur" um etwas Ähnliches handelt. Wenn Sie etwa nach Genuss von Milchprodukten ständig Bauchschmerzen und Blähungen haben, Kopfschmerzen oder gar Migräne bekommen, dann fällt ein Allergietest nur dann positiv aus, wenn Sie eine echte Allergie auf Kuhmilchprodukte haben. Wenn Sie jedoch eine Laktoseintoleranz haben, fällt der Allergietest negativ aus. Nur ein Laktosetoleranztest, der separat durchgeführt werden muss und *kein* Allergietest ist, würde hier zu einem positiven Ergebnis führen. Wenn Sie aber „nur" im Sinne einer Pseudoallergie unverträglich auf Kuhmilchprodukte reagieren, dann fallen beide Tests negativ aus.

Wie schnell wird man dann als „eingebildeter Kranker" abgestempelt – nur weil die Reaktionsabläufe im Körper nicht über die klassische Immunsystemschiene gehen. Doch diese Reaktionen sollten genauso ernst genommen werden wie echte Allergien, denn die Symptome sind dieselben oder ähnlich – und der Leidensdruck auch. Unverträglichkeitsreaktionen gehen in der Regel mit einer Darmreizung einher. Die Darmschleimhaut ist aber das bedeutendste Einsatzgebiet des Immunsystems (s. Seite 46). So wird das Immunsystem auch durch allergieähnliche Erkrankungen geschwächt, die völlig andere Ursachen haben.

INFO

Alle Unverträglichkeitsreaktionen – egal ob Allergie, Pseudoallergie oder angeborene Intoleranz – führen zu einer Dauerreizung der Darmschleimhaut und damit des Immunsystems!

Amalgam„allergie" – meist ein toxisches Problem

INFO

Die Symptome einer toxischen Wirkung ähneln den Symptomen einer Allergie.

Ein weiterer Bereich, der oft in Zusammenhang mit Allergien genannt wird und leicht zu Verwechslungen führen kann, sind toxische Wirkungen (Giftwirkungen) von Substanzen, denen ein Mensch ausgesetzt ist. Toxische Einflüsse führen zu Vergiftungssymptomen, die den Symptomen von Allergien ähnlich sein können.

Die weitaus größte Ungewissheit verursacht vielen Menschen dabei die Amalgamproblematik. Amalgam ist immer noch das am meisten verwendete Zahnfüllmaterial – und das aus rein wirtschaftlichen Gründen. Es ist das stabilste und preiswerteste Material – immer noch. Die gesundheitsschädigende Wirkung ist in den vergangenen Jahren immer offener diskutiert worden und hat unter anderem zu einem großen Missverständnis geführt. Die Krankenkassen erstatten ihren Mitgliedern eine Amalgamsanierung nur dann, wenn eine Allergie auf Amalgam nachgewiesen ist. Das Problem ist aber, dass Amalgam ein Gift ist, da es Quecksilber enthält. Nicht umsonst muss es in Zahnarztpraxen als Sondermüll entsorgt werden. Ein Allergietest kann aber nur eine allergische Reaktion nachweisen – auf Gifte reagieren diese Tests verständlicherweise nicht. Und „echte" Amalgamallergien kommen relativ selten vor! Hier werden leider Tatsachen verdreht, was dazu führt, dass Menschen unter der toxischen Wirkung von Amalgam leiden müssen, weil man ihnen keine Allergie nachweisen kann.

Gut zu wissen

Symptome, die auf eine Amalgamunverträglichkeit oder -belastung hinweisen

- Metallischer Geschmack im Mund
- Kopfschmerzen
- Ekzeme im Kopfbereich
- Handekzeme
- Blähungen
- Hautunreinheiten, vor allem im Gesicht und am Hals
- Weiß belegte Zunge
- Chronische Zahnfleischentzündungen
- Zahnabdrücke am Zungenrand
- Müdigkeit
- Nervöse Unruhe

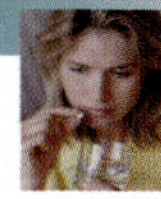

„Echte“ Allergien – eine Einteilung nach Reaktionstypen

Von den „echten Allergien“ kennen wir vier verschiedene Arten. Die Vorgänge, die sich bei Allergien im Blut und im gesamten Organismus abspielen, sind äußerst kompliziert und noch nicht lückenlos erklärbar. Im Rahmen dieses Buches wird für den interessierten Laien nur eine ganz vereinfachte Darstellung gegeben. Bislang sind vier Arten von allergischen Reaktionen bekannt und beschrieben:

Die Soforttyp-Reaktion (= Typ I)

Beim so genannten Erstkontakt gerät ein Mensch zum ersten Mal in Berührung mit einem Allergen. Beispiel: Birkenpollen werden eingeatmet. Mit diesem Allergenkontakt startet eine Kette von hochkomplizierten biochemischen Prozessen im Körper. Der Mensch bemerkt davon zunächst gar nichts. Bislang hat er keine Beschwerden.

Aber in der nächsten Saison kommen die Beschwerden schlagartig. Unmittelbar beim Einatmen der ersten fliegenden Pollen kommt es zur allergischen Sofortreaktion: Jucken, Tränen, Niesen, Asthmaanfall, Nesselsucht usw. Im Extremfall kann diese Reaktion so heftig sein, dass es zum Schock bis hin zum Kreislaufstillstand kommt!

Wodurch wird diese überaus heftige Reaktion ausgelöst? Als Folge des ersten Kontaktes mit den Birkenpollen bildet der Körper neben einer Reihe von anderen Produkten so genannte „IgE-Antikörper“. IgE steht für Immunglobuline der „Sorte E“. Die IgE-Antikörper verhalten sich zunächst ruhig, man kann ihre Anwesenheit nicht spüren. Werden jedoch zu einem späteren Zeitpunkt erneut Birkenpollen eingeatmet, so reagieren die IgE-Antikörper mit den Birkenpollen sofort.

Diese Reaktion stößt eine Fülle weiterer Reaktionen an, die zur Ausschüttung von Boten- und Entzündungsstoffen führen. Der bekannteste Botenstoff ist das Histamin (s. auch Seite 37). Die Botenstoffe bewirken im Organismus letztlich ein „Chaos“, was mit den bekannten allergischen Symptomen leidvoll spürbar wird.

INFO

Da zwischen Wiedereinatmen der Pollen und Ausbrechen der Symptome nur eine äußerst geringe Zeitspanne liegt, sprechen wir von der „Soforttyp-Reaktion“.

Andere Reaktionen (= Typ II, Typ III, Typ IV)

INFO

Diese Reaktionen laufen wesentlich langsamer ab als die Typ-I-Reaktion.

Neben der Soforttyp-Reaktion kennen wir noch weitere Reaktionen: Zytotoxische Reaktionen (= Typ II), Immunkomplexreaktionen (= Typ III) und Spättypreaktionen (= Typ IV).

Da die biochemischen Vorgänge und Zusammenhänge äußerst kompliziert sind, werden hier nur einige Aspekte erwähnt. Zunächst sollten Sie wissen, dass IgE hier kaum eine Rolle spielen, sondern eher andere Antikörper (z. B. IgG = Immunglobuline der „Sorte G") und viele Botenstoffe, aber auch Zellen des Blutes und des Immunsystems.

Gut zu wissen

Krankheitsbilder und ihre Zuordnung zu Typ-II- bis -IV-Reaktionen

Typ II	Hämolyse (Auflösung des Blutes), hervorgerufen durch Medikamente oder Rhesus-Antikörper; Glomerulonephritis (Nierenentzündung); spezielle Formen von Nesselsucht (Urticaria); Mangel an Blutplättchen mit Haut- und Schleimhautblutungen.
Typ III	Berufsbedingte Lungenerkrankungen (z. B. „Farmerlunge", „Befeuchterlunge", „Vogelhalterlunge"); Gefäß- und Gewebsentzündung an Haut, Gelenken und Nieren.
Typ IV	Allergische Hautausschläge in Reaktion auf Metalle oder Konservierungsstoffe; Tuberkulinreaktion; Autoimmunkrankheiten.

Kreuzreaktionen

INFO

Kreuzreaktionen sind allergische Reaktionen auf Antigene, die in ihrem Aufbau und in ihrer Eiweißstruktur dem ursprünglichen Allergen ähnlich sind.

Menschen, die gegen Birkenpollen allergisch sind, sind häufig auch auf Äpfel allergisch. Die ursprüngliche Allergie besteht dabei auf Birkenpollen. Da das Allergen Birkenpollen in Aufbau und Struktur dem Allergen vom Apfel ähnlich ist, kommt es häufig auch zu Allergien gegen Äpfel. Es handelt sich dabei um so genannte Allergenverwandtschaften, die man als Kreuzreaktionen bezeichnet. Im Laufe der Jahre hat man zunehmend solche Allergenverwandtschaften beobachtet. Am häufigsten kommen sie zwischen Pollenallergien und Stein- und Kernobst vor. Auch bei Latexallergie kann es infolge der Verwandtschaft zu Allergien gegen Bananen und Avocado kommen.

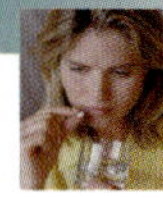

Wie der Arzt Allergien feststellt

Der erste Schritt zur Diagnose ist das ausführliche Gespräch, das der Arzt mit seinem Patienten führt. Kein Labortest, kein Apparat kann dieses Gespräch und die körperliche Untersuchung ersetzen.

Der Arzt erkundigt sich, ob schon allergische Erkrankungen in der Familie des Patienten vorgekommen sind. Der Patient wird gebeten, alle seine Beschwerden zu schildern sowie die Umstände, unter denen die Beschwerden auftreten bzw. besonders schlimm werden. Die berufliche Situation muss erfragt werden, Medikamenteneinnahme sowie der Umgang mit Substanzen, die Haut und Schleimhäute reizen (Chemikalien aus dem beruflichen Umfeld? Zigarettenrauch? Pflanzenstoffe?). Zweckmäßig, aber leider selten vorhanden ist ein Patienten-Tagebuch, in dem der Patient über längere Zeit hinweg den Verlauf seiner Beschwerden festgehalten hat.

Weiterhin spielen eine Rolle in der Untersuchung: der Allgemeinzustand des Patienten; Gewicht und Größe; das Ausmaß, in dem der Patient unter seinen Symptomen leidet; Blutdruck, Puls, Körpertemperatur und Atemfrequenz. Der Arzt prüft dann den Zustand verschiedener Organe: Haut; Kopf- und Halsregion; Brust- und Bauchorgane; Arme und Beine.

Diese Aufstellung ist nicht vollständig. Es dürfte jedoch deutlich geworden sein, dass die ärztliche Untersuchung des (mutmaßlich) allergischen Patienten Gründlichkeit und Zeit erfordert.

Um die Verdachtsdiagnose zu untermauern, die sich aus der Befragung und körperlichen Untersuchung des Patienten ergibt, stehen dem Arzt drei verschiedene Arten von Tests zur Verfügung:

- Hauttests
- Blutuntersuchungen
- Provokationstests.

Nur die wichtigsten dieser Tests werden hier kurz beschrieben.

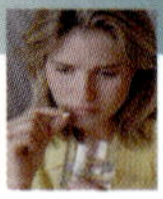

Hauttests

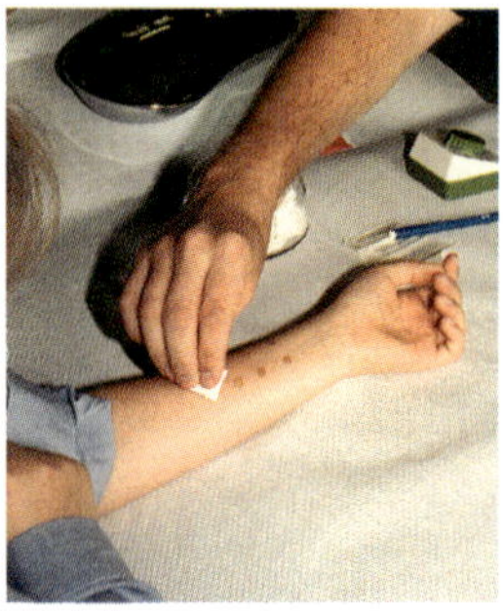

Pricktest

Unter den Hauttests ist der Pricktest der am häufigsten eingesetzte. Auf oberflächliche Hauteinstiche an der Unterarminnenseite werden Tropfen von allergenhaltigen Lösungen aufgetragen. Die Hautreaktionen (Rötung; Quaddelbildung) werden nach 20 Minuten, nach 6 Stunden und nach 48 Stunden abgelesen. Ein positives Ergebnis (Rötung und/oder Quaddelbildung) zeigt an, dass eine Allergie gegen die jeweilige Testlösung besteht.

Blutuntersuchungen

Das Blut des Patienten kann auf den Gehalt an IgE (Immunglobulin der Klasse E) hin untersucht werden. IgE zeigt eine Allergie vom Typ I (Soforttyp) an.

Provokationstests

Um zu überprüfen, welche Bedeutung einzelne Allergene für einen Asthmatiker haben, kann ein so genannter bronchialer Provokationstest durchgeführt werden. Der Patient atmet beim Lungenfacharzt ein Allergen ein; anschließend wird die Lungenfunktion gemessen. Ein klinisch relevantes Allergen verursacht eine Verengung der Bronchien und damit Atemnot. Selbstverständlich muss der Patient dabei gut überwacht werden und der Arzt muss in der Nähe sein, um einen evtl. ausgelösten Asthmaanfall sofort bekämpfen zu können.

Gut zu wissen

Kontraindikationen für Allergietests

In folgenden Situationen dürfen keine Allergietests durchgeführt werden: in der Schwangerschaft; im Babyalter; bei schweren Allgemeinerkrankungen; während der Einnahme immunsuppressiver Medikamente; während der Einnahme testverfälschender Medikamente; wenn sich schon einmal ein Zwischenfall bei einer Testung ereignet hat; bei Infekt oder Entzündung am Testorgan.

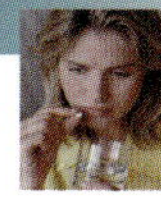

Fallstricke bei der Bewertung

In gar nicht so seltenen Fällen führen die Testergebnisse den Arzt auf eine falsche Spur. Ein Testergebnis kann zum Beispiel „falsch positiv" ausfallen. Das bedeutet: Das Ergebnis sieht so aus, als liege eine Allergie (z.B. gegen Haselnusspollen) vor. In Wirklichkeit besteht jedoch gar keine Allergie gegen Haselnuss.

Auch der umgekehrte Fall ist möglich: das „falsch negative" Testergebnis. Das bedeutet: Das Ergebnis sieht so aus, als liege keine Allergie vor, der Patient ist jedoch tatsächlich allergisch (z.B. gegen Haselnuss).

Falsche Testergebnisse können durch Medikamenteneinnahme, Hormone, Stress, körperliche Anstrengung, Infekte, UV-Strahlung und andere Faktoren bedingt sein. Stets sollte auch berücksichtigt werden, dass durch jegliche Art von Tests schwere Zwischenfälle wie z. B. ein anaphylaktischer Schock ausgelöst werden können.

Am wichtigsten für die Diagnosefindung ist die genaue Beobachtung von Situationen, in denen Symptome beim Patienten ausgelöst werden. Die Tests helfen, bestimmte diagnostische Vermutungen des Arztes zu unterstützen. Der Arzt wird keinesfalls den Testergebnissen „blind" vertrauen, sondern die Diagnose immer unter Berücksichtigung des Gesamtbildes und aller verfügbaren Informationen stellen.

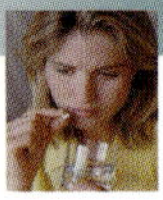

Möglichkeiten der Erfahrungsheilkunde, Allergien festzustellen

INFO

In der Erfahrungsheilkunde kommt das alte Ärzteprinzip „viel nützen, wenig schaden" zum Tragen.

Das Verständnis der tieferen Zusammenhänge im Organismus hat in der Erfahrungsheilkunde andere Denkansätze, als wir diese von der konventionellen Medizin her kennen. Zunächst ist es deshalb wichtig, dass Sie sich in die Denkweise der Erfahrungsmedizin einen Einblick verschaffen. Nur so können Sie verstehen, warum bestimmte Behandlungsmethoden eingesetzt werden und warum sie auch helfen.

Die genaue Anamnese steht am Anfang jeder Untersuchung. Dazu gehört eine genaue Betrachtung des Patienten: Wie sieht die Haut aus? Gibt es für Allergien typische Hautausschläge im Gesicht, z.B. um den Mund herum? Gerade Nahrungsmittelallergiker haben häufig ein solch periorales Ekzem. Mit solchen Hinweisen kann man die zu suchenden Allergene oder andere Ursachen eingrenzen.

Das Allergietagebuch

Sie selbst können zur Allergenfindung beitragen, indem Sie alles aufschreiben, was Sie an Besonderheiten an sich beobachten, z.B. wann welche Symptome zum ersten Mal aufgetreten sind, wann und unter welchen Umständen sie besser oder schlechter werden usw. Durch das genaue Protokoll wird es möglich, Zusammenhänge zu erkennen, die vorher nicht so deutlich zu Tage traten.

Sie können auch die Checkliste auf Seite 15 verwenden. Es hilft dem Therapeuten, wenn Sie diese Vorarbeit geleistet haben. Er kann dann seine Befragung gezielt weiter vertiefen und oft ergeben sich hieraus schon Verdachtsdiagnosen. Besteht der Verdacht auf eine Nahrungsmittelunverträglichkeit, dann ist der nächste Schritt eine Auslassdiät, das heißt die verdächtigen Nahrungsmittel werden für einige Wochen weggelassen. Gleichzeitig oder im Anschluss daran können nun verschiedene Tests durchgeführt werden.

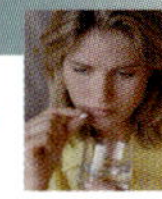

Gut zu wissen

Auslass- oder Rotationsdiäten

Um mögliche Lebensmittelallergien abzuklären, werden vielfach Rotationsdiäten empfohlen. Bei einer Rotations- oder Auslassdiät werden allergieverdächtige Nahrungsmittel für eine bestimmte Zeit weggelassen und abgewartet, ob sich die Krankheitssymptome verbessern. Verändert sich nach Weglassen eines Nahrungsmittels nichts, wird dieses wieder gegessen und ein anderes verdächtiges Nahrungsmittel weggelassen. Bei einer echten Allergie (S. 17) und bei einer stark ausgeprägten Intoleranz (S. 18) kann das schnell zur Auffindung des Allergens führen. Bei schwach ausgeprägten Intoleranzen oder bei Allergien vom Typ IV (Spätreaktion) (S. 22) bringt diese Diät jedoch wenig.
Es ist durchaus sinnvoll, eine Rotationsdiät durchzuführen. Sie sollte jedoch nicht zu voreiligen Schlüssen verleiten. Findet man mittels Rotationsdiät kein Allergen heraus, heißt das nicht, dass kein allergisches Geschehen vorliegt.

Stuhl- und Blutuntersuchungen

In den vergangenen Jahren wurden verschiedene Verfahren zur Diagnose von Allergien aus dem Stuhl und aus dem Blut entwickelt. Erfahrungsgemäß haben sich folgende Untersuchungen bewährt:

- Die Bestimmung der Darmflora aus dem Stuhl mit Mengenangaben der einzelnen Darmbakterien und des pH-Wertes. Eine entsprechende Bakterienveränderung bildet den Boden für Darmerkrankungen und Allergien.
- Die Bestimmung der Antikörper vom Typ A auf der Darmschleimhaut – die so genannten IgA der Schleimhaut. Ein Mangel an IgA deutet auf eine geschädigte Darmschleimhaut mit hoher Wahrscheinlichkeit einer Nahrungsmittelunverträglichkeit hin.
- Die Bestimmung von Allergien und Intoleranzen aus dem Blut. Normalerweise geht man davon aus, dass echte Allergien IgE-vermittelt sind (s. Seite 17). Man kennt aber seit einigen Jahren einen Antikörper vom Typ IgG4 und weiß, dass bei einer Erhöhung des IgG4-Spiegels im Blut meist ein allergisches Geschehen vorliegt.

Elektroakupunktur nach Voll

Die Grundlage aller bioenergetischen Messverfahren hat Dr. Reinhold Voll in den 50er Jahren gelegt, als er die Elektroakupunktur entwickelte. Dieses Verfahren basiert auf den jahrtausendalten Kenntnissen der Akupunktur, einem Heilverfahren der Traditionellen Chinesischen Medizin. Dr. Voll entdeckte, dass man den Hautwiderstand des Menschen messen kann und dass dieser an einem gesunden Akupunkturpunkt etwa 50 Millivolt beträgt. Punkte, die deutlich über der Norm liegen, deuten auf ein entzündliches Geschehen hin, Punkte, die unter der Norm liegen, auf ein degeneratives (abbauendes, verschleißendes).

Bei diesem Verfahren lassen sich Punkte herauskristallisieren, die bei allergischen Geschehen einen deutlich erhöhten Hautwiderstand aufweisen – erhöht deshalb, weil mit Allergien stets entzündliche Prozesse im Körper einhergehen. Da jeder Akupunkturpunkt auf ein bestimmtes Organsystem hinweist, kann durch dieses Verfahren auch festgestellt werden, welche Organe von der Allergie betroffen sind: Darm, Bronchien, Haut usw.

Der Vorteil dieses Verfahrens ist, dass Allergene ermittelt werden können, *ohne* den Körper während der Testung zu belasten. Dies geschieht, indem man in den Messkreis des Gerätes ein in Frage kommendes Allergen hält. Testet ein Allergen positiv, dann bedeutet das: Der Mensch, der hier gerade getestet wird, reagiert mit seinem gesamten energetischen System allergisch.

Gut zu wissen

Was ist das energetische System?

Die Akupunkturpunkte, die bei diesem Verfahren gemessen werden, gehören einem größeren System an, dem Meridiansystem. Durch diese Meridiane (Leit-, Energiebahnen) fließt Energie in die verschiedenen Regionen des Körpers – wie jeder bestätigen wird, der schon einmal eine Akupunkturbehandlung erhalten hat und diesen Fluss gespürt hat.
Reagiert ein solches System ungünstig auf ein mögliches Allergen, dann heißt das, dass diese Substanz eine nachteilige Wirkung auf die Gesundheit des betreffenden Menschen hat.

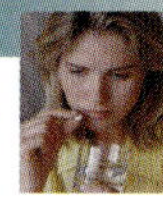

Mora-Diagnostik

Da die Elektroakupunktur nach Voll sehr zeitaufwändig ist, entwickelten in den 70er Jahren der Arzt Dr. Franz Morell und der Ingenieur Erich Rasche ein abgekürztes Testverfahren, das wesentlich schneller und trotzdem fast genauso aussagefähig ist wie die Originalmethode. Hierbei werden nur die insgesamt 20 Punkte nach Dr. Voll an den Händen und Füßen getestet. Auch hier kommt es bei der Allergietestung zu keinem Kontakt und damit zu keiner Belastung des Patienten mit dem Allergen.

Bei der Diagnose und Behandlung meiner an Allergien leidenden Patienten ist mir diese Methode unverzichtbar geworden. Durch dieses Verfahren kann ich gleich mehrere wichtige Fragen in Zusammenhang mit der Allergie beantworten.

INFO

Ein Allergietest beim Allergologen beantwortet die Frage, ob ein Mensch durch Kontakt mit einer bestimmten Substanz Antikörper vom Typ IgE produziert.
Ein Allergietest mittels Elektroakupunktur oder Mora-Diagnostik beantwortet die Frage, ob ein Mensch durch Kontakt mit einer bestimmten Substanz einen Schaden an seiner Gesundheit erleidet.

Gut zu wissen

Durch die Mora-Diagnostik kann festgestellt werden

- Auf welche Substanzen Allergien bestehen.
- Welches das Hauptallergen ist.
- Wie stark die Allergie ausgeprägt ist.
- Ob es eine Unverträglichkeit ist.
- Ob es eine allergieähnliche Symptomatik ist (durch Schadstoffbelastung).
- Welche Medikamente wirksam eingesetzt werden können.

Neben der Diagnose von Allergien lassen sich mit dem von Dr. Morell und E. Rasche entwickelten Gerät auch Therapien durchführen. Diese Therapie, als Bioresonanztherapie bekannt, hat schon vielen Menschen geholfen, ihre Allergien in Griff zu bekommen. Das Wirkprinzip ist ähnlich dem der Homöopathie: Es wird versucht, im Körper wieder Verhältnisse herzustellen, die für einen gesunden Stoffwechsel notwendig sind. Das ist dann der Fall, wenn nicht die teure Chemie in Form von Antihistaminika, sondern die Selbstheilkräfte wieder die Regie übernehmen.

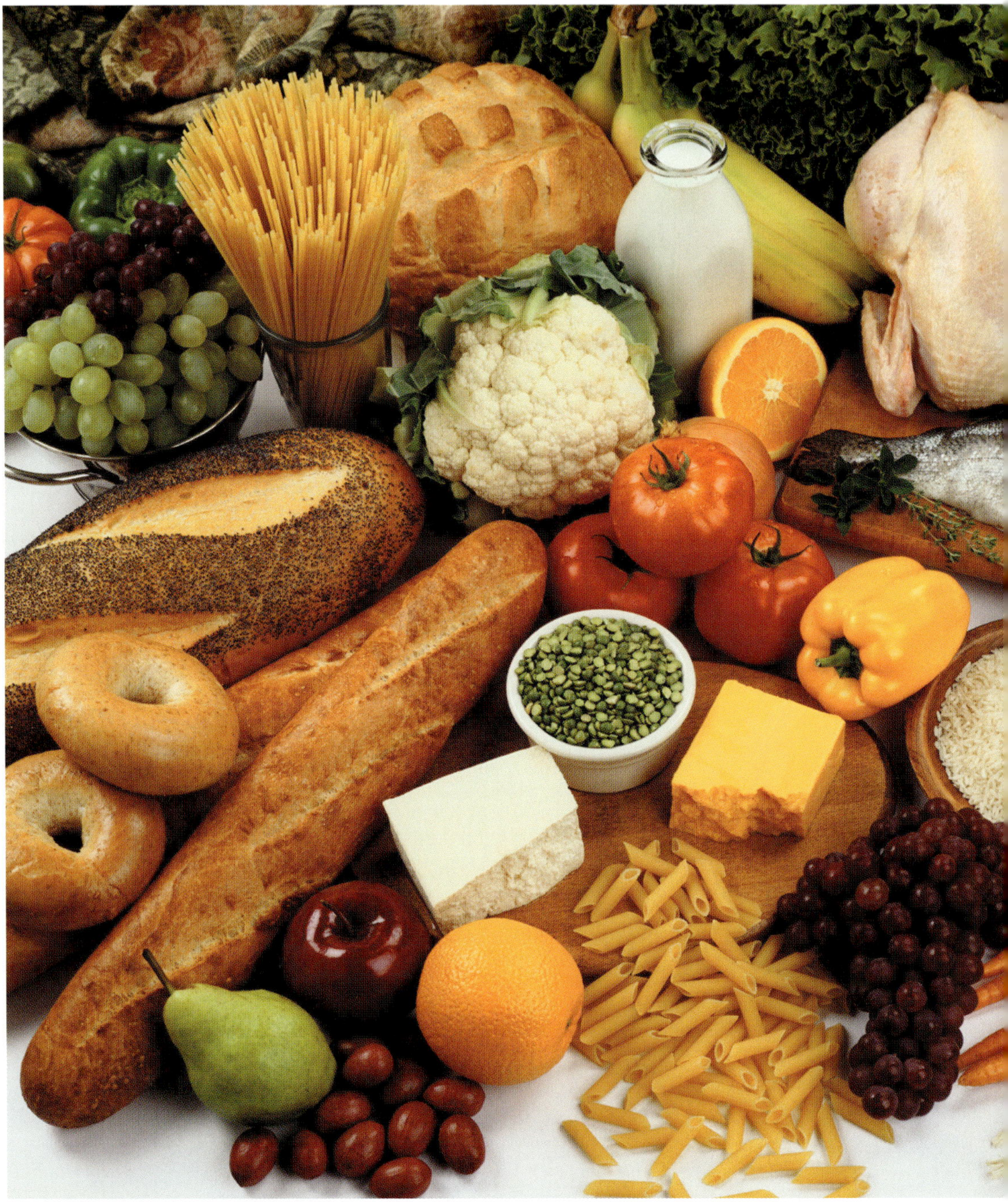

Lebensmittelallergien – ein Kapitel für sich

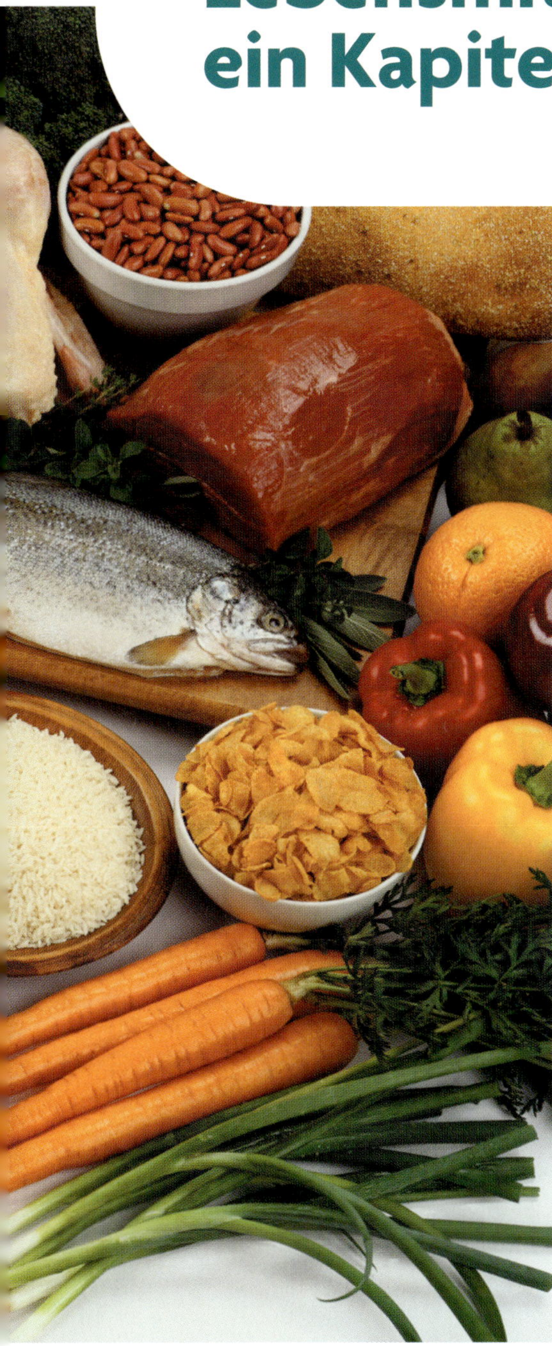

Viele Patienten sind der Ansicht, dass sie eine Lebensmittelallergie haben. Bei genauerem Hinschauen handelt sich dabei jedoch häufig nicht um echte Allergien, die nur ein Allergologe mit seinen Tests feststellen kann. Andererseits kommen sehr viele Menschen in meine Praxis mit Beschwerden unterschiedlichster Art, denen, wie sich herausstellt, ein allergisches Geschehen zugrunde liegt. Ohne Zweifel: Allergien sind die Chamäleons unter den Krankheiten. Dies gilt in ganz besonderem Maße für Lebensmittelallergien. Zudem bewirken alle Unverträglichkeitsreaktionen, also auch die auf Lebensmittel, eine Dauerreizung der Darmschleimhaut – und damit des Immunsystems.

Über echte und unechte Lebensmittelallergien

Echte Lebensmittelallergien sind laut Statistik selten. Ob das daran liegt, dass nach ihnen seltener gesucht wird als nach Pollen-, Tierhaar- und Hausstaubmilbenallergien, ist fraglich. Sicher ist, dass hier viel vermischt und verwechselt wird, da sich die Symptome von echten und unechten Allergien kaum unterscheiden.

Gut zu wissen

Lebensmittelunverträglichkeiten können sein

- Echte Lebensmittelallergien
- Kreuzallergien
- Pseudoallergien
- Angeborene Intoleranzen

Von einer echten Lebensmittelallergie spricht man nur dann, wenn es sich um eine klassische allergische Reaktion handelt (s. auch Seite 17). Diese Reaktion ist mit den üblichen Allergietests in der Regel gut erfassbar: Das Lebensmittel ist ein Allergen und löst eine allergische, d. h. IgE-vermittelte Reaktion aus. Sie lässt sich durch übliche Testverfahren wie den Pricktest feststellen.

Kreuzallergien sind, wie bereits auf Seite 22 erwähnt, Allergien auf Lebensmittel, die in ihrer Bauart Pollen ähneln und deshalb auch zu allergischen Symptomen führen.

Alle anderen Formen von Lebensmittelunverträglichkeiten sind keine echten Allergien, obwohl auch hier das Immunsystem beteiligt ist und das Leid der Betroffenen sowie die gesundheitlichen Folgen den echten Allergien in nichts nachstehen. Sie werden als Pseudoallergien oder Intoleranzen bezeichnet. Zu den Intoleranzen zählen die Histaminintoleranz, die Laktoseintoleranz, die Fruktoseintoleranz und Glutenunverträglichkeiten. Pseudoallergien werden z. B. durch Farb- und Konservierungsstoffe hervorgerufen.

INFO

Ob die Zöliakie zu den Allergien oder zu den Intoleranzen gezählt werden soll, ist immer noch umstritten.

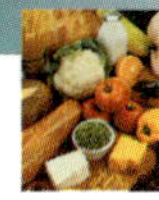

Die Frage nach dem Hauptallergen

Um zunächst bei den echten Lebensmittelallergien zu bleiben, die im Vergleich zu den Pseudoallergien und Intoleranzen viel seltener vorkommen, sind vor allem zwei Lebensmittel zu nennen, auf die viele Menschen allergisch reagieren: Kuhmilch und Weizen. Obwohl auch auf Hühnerei, Rohrzucker, Hefen, Roggen und Schalentiere häufig Allergien vorkommen, sind Kuhmilch und Weizen die Spitzenreiter und andere Nahrungsmittelallergene haben nur eine Trittbrettfahrerfunktion. Meist ist es sogar nur eines von beiden, die Kuhmilch oder der Weizen.

Das sieht in der Praxis so aus: Ein Patient hat eine echte Weizenallergie und reagiert im Laufe der Jahre auf viele andere Lebensmittel mit Unverträglichkeiten. Wenn er den Weizen – hier das Hauptallergen – weglässt, wird das Immunsystem so entlastet, dass die Toleranzen für die übrigen Lebensmittel wieder besser werden. Womit das zusammenhängt, ist nicht erforscht, es ist lediglich eine Beobachtung der Erfahrungsheilkunde. Man vermutet, dass durch Weglassen eines Hauptallergens die Darmschleimhaut und damit das Immunsystem entlastet werden und so eine Regeneration stattfinden kann. Die Bedeutung der Darmschleimhaut bei Allergien wird ab Seite 46 erläutert. Es lohnt sich daher, sich auf die Suche nach einem Hauptallergen zu machen, denn das Weglassen dieses Nahrungsmittels kann die gesundheitliche Situation sehr verbessern.

INFO

Die Ausschaltung des Hauptallergens kann die Verträglichkeit für andere Nahrungsmittel wieder verbessern.

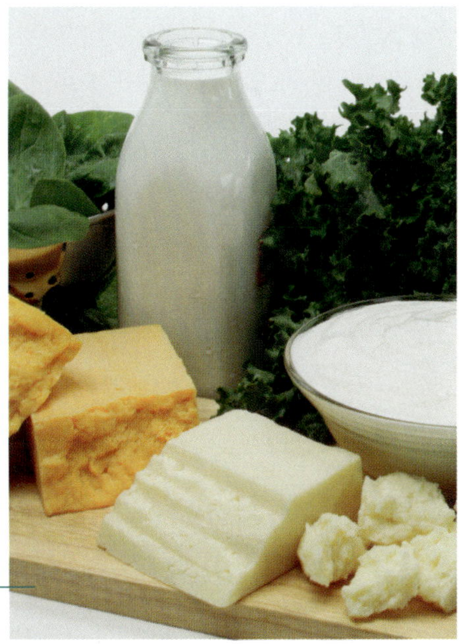

Kuhmilch und -produkte sind neben Weizen die häufigsten Allergene.

Kuhmilchallergie

Die Allergie auf Kuhmilch zählt zu den häufigsten Allergien. Die Symptome können hier – wie meist bei Allergien – sehr vielfältig sein.

Gut zu wissen

Die häufigsten Symptome einer Kuhmilchallergie

- Bauchschmerzen
- Blähungen
- Durchfall oder Verstopfung
- Kopfschmerzen
- Übelkeit
- Ekzeme

Dabei ist es wichtig, einige Unterscheidungen vorzunehmen, denn es gibt:

- Allergie auf Kuhmilcheiweiß
- Unverträglichkeit von Milchzucker (Laktoseintoleranz)
- Unverträglichkeit auf Kuhmilch
- Unverdaubarkeit von Kuhmilch (häufig bei Säuglingen)

Die echte Allergie auf Kuhmilcheiweiß kann unterschiedlich stark ausgeprägt sein. Sie kann sogar so stark sein, dass sie eine allergische Schockreaktion (anaphylaktischer Schock) auslöst. Dies ist aber recht selten der Fall. Sehr viel häufiger bleibt eine Milcheiweißallergie unerkannt – die betroffenen Menschen finden sich in fachärztlichen Praxen wieder, z.B. beim Gastroenterologen oder Neurologen, auf der Suche nach einer Erklärung ihrer Beschwerden. Die Dunkelziffer der Milcheiweißallergien ist vermutlich sehr hoch. Da in der Fachliteratur die Lebensmittelallergien nicht so häufig erwähnt werden, wächst das Bewusstsein vieler Ärzte für diese mögliche Diagnose leider nur sehr langsam.

INFO

Kuhmilch ist für einen Menschen schwer zu verdauen.

Die Unverträglichkeit von Kuhmilch kommt vor allem bei Menschen vor, die kein 100%ig intaktes Verdauungssystem haben. Kuhmilch ist nun mal für einen Menschen nicht leicht zu verdauen. Ich kann hier nur wiederholen, was ich schon in meinem ersten Buch „Gesundheitserlebnis Basenfasten“ geschrieben habe: Kuhmilch ist von der Natur für Kälbchen konzipiert – die müssen innerhalb weniger Wochen viele Kilogramm zunehmen. Ein erwachsener Mensch dagegen sollte bestrebt sein, sein Gewicht zu halten – wozu also dieses Mastfutter? In ihrer Zusammensetzung ist die Kuhmilch ein sehr konzentriertes, fett- und eiweißreiches Lebensmittel – Fett und Eiweiß zusammen sind immer schwer verdaulich. Ziegenmilch und Schafsmilch sind für Menschen meist besser verträglich – Allergien darauf kommen nur selten vor.

INFO

Ziegen- und Schafsmilch lösen seltener Allergien aus.

Unverdaulichkeit von Kuhmilch bei Säuglingen kann mehrere Ursachen haben. Symptome sind u.a. Unruhe, nächtliches Schreien, Bauchkrämpfe, Erbrechen. Dahinter kann sich natürlich auch eine Allergie oder eine Laktoseintoleranz verbergen. Dies sollte in jedem Fall abgeklärt werden, bevor man seinem Kind Medikamente gibt.

Weizenallergie

Allergie auf Weizen und Weizenprodukte ist in Deutschland weit verbreitet. Allerdings gilt es auch hier eine Unterscheidung zu treffen:

- Allergie auf Weizen
- Weizenintoleranz – mengenabhängig
- Glutenunverträglichkeit

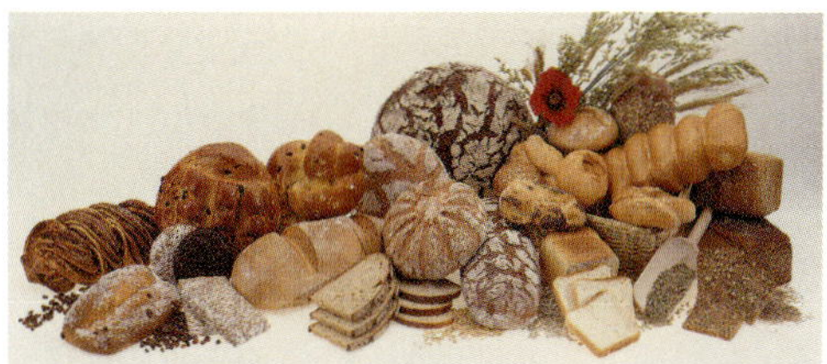

Die meisten handelsüblichen Brotsorten enthalten Weizen.

Weizen ist in so vielen Lebensmitteln enthalten, dass im Falle einer Allergie oder Intoleranz viele Produkte gemieden werden sollten. Alle handelsüblichen Brotsorten, Kuchen, Gebäck, viele Süßigkeiten, Pizza und auch Gnocchi – eigentlich aus Kartoffeln – enthalten Weizen. Es ist egal, ob Sie Weißmehlprodukte oder Vollkornprodukte nehmen – beides besteht in der Regel aus Weizen. Die meisten Roggen-, Dinkel-, Hafer- und Sojabrote enthalten einen mehr oder weniger großen Prozentsatz an Weizen. Wenn Sie auf Weizen verzichten müssen oder wollen – fragen Sie im Geschäft genau nach. Viele Verkäufer haben keine Ahnung, was sie verkaufen. In Reformhäusern und Naturkostläden sind die Inhaltsstoffe von Brot und Gebäck angegeben oder leicht zu erfahren, da das Personal besser geschult ist.

Zöliakie – eine echte Allergie?

Die Zöliakie ist eine Erkrankung des Dünndarmes, bei der die Aufnahme von Nahrung gestört ist (Malabsorption). Man spricht von Zöliakie, wenn die Krankheit im Kindesalter auftritt, von Sprue, wenn sie im Erwachsenenalter auftritt. Wer an Zöliakie oder Sprue leidet, verträgt die in Getreidesorten vorkommenden Glutene – das sind die so genannten Klebereiweiße – nicht. Gluten ist bei jedem Getreide etwas anders zusammengesetzt, und vorwiegend wird das im Weizengluten vorkommende Gliadin nicht vertragen. Die Diagnose erfolgt durch eine Gewebeprobe (Biopsie) aus dem Dünndarm.

INFO

Glutenverzicht führt wieder zur völligen Beschwerdefreiheit.

Allerdings gibt es auch Glutenunverträglichkeiten, die ohne typische Schleimhautveränderungen vor sich gehen und durch die Biopsie nicht feststellbar sind. Deshalb werden bei Verdacht auf Glutenunverträglichkeit auch Antikörper auf Gliadin bestimmt. Seit einigen Jahren bezeichnet man die Glutenunverträglichkeit als glutensensitive Enteropathie – eine durch Glutenüberempfindlichkeit bedingte Darmerkrankung. Die Frage, ob es sich dabei um ein allergisches Geschehen handelt, ist bis heute nicht geklärt, und man findet in der Literatur unterschiedliche Meinungen. Als sicher gilt, dass das Darm-Immunsystem an dem Krankheitsgeschehen beteiligt ist und dass die Unverträglichkeit mengenabhängig ist.

Gut zu wissen

Symptome der Zöliakie

- Durchfälle
- Appetitlosigkeit
- Blähungen
- Bauchschmerzen
- Erbrechen
- Müdigkeit
- Eisenmangel
- Vitaminmangel
- Mineralstoffmangel

Untergewicht, Depressionen, Migräne, chronische Hauterkrankungen können Folgeerscheinungen sein. Durch konsequentes Vermeiden von Gluten in der Nahrung wird die Darmschleimhaut wieder regeneriert und es kommt zur völligen Beschwerdefreiheit.

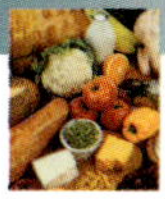

Intoleranzen – wenn Sauerkraut Probleme macht

Histaminintoleranz

Das Wort Histamin kennt man eigentlich nur in Zusammenhang mit Allergien, wenn man so genannte Antihistaminika gegen die allergischen Symptome verordnet bekommt. Was viele nicht wissen: Histamin ist in vielen Lebensmitteln enthalten und kann allergieähnliche Krankheitsbilder hervorrufen. Normalerweise wird das in der Nahrung vorkommende Histamin durch das Enzym Diaminoxidase (DAO) abgebaut. Ist das Verdauungssystem und damit auch die Darmschleimhaut nicht einwandfrei, dann wird dieses Enzym gehemmt und Histamin kann nicht abgebaut werden. Das führt zu einem Teufelskreis im Darm und belastet das Immunsystem. Besonders wer an Allergien leidet, wird hier eine deutliche Verschlimmerung der allergischen Symptome erfahren.

Histamin wird aber nicht nur durch die Nahrung zugeführt, sondern entsteht auch im Darm durch Gärungsprozesse. Zu Gärungsprozessen kommt es, wenn die Nahrung nicht gut gekaut und verdaut wird.

Der Histamingehalt von Lebensmitteln ist sehr unterschiedlich und orientiert sich an folgenden Prozessen in der Lebensmittelherstellung: Gärung, Reifung und lange Lagerung. So sind fast alle „gereiften" Lebensmittel sehr histaminhaltig.

INFO

Histamin ist ein Gewebshormon, das im Falle einer echten IgE-vermittelten Allergie von den Mastzellen vermehrt ausgeschüttet wird und für die typischen Reaktionen wie Juckreiz, Schwellungen usw. zuständig ist. Ein Antihistaminikum dämmt die Histaminwirkung ein.

Gut zu wissen

Histaminhaltige Lebensmittel

- Alkohol, besonders alte Weine und Rotweine, Champagner
- Käse, besonders reife Käsesorten
- Schokolade
- Geräuchertes, Gepökeltes
- Sauerkraut
- Tomaten, Ketchup
- Rotweinessig
- Verdorbene Lebensmittel

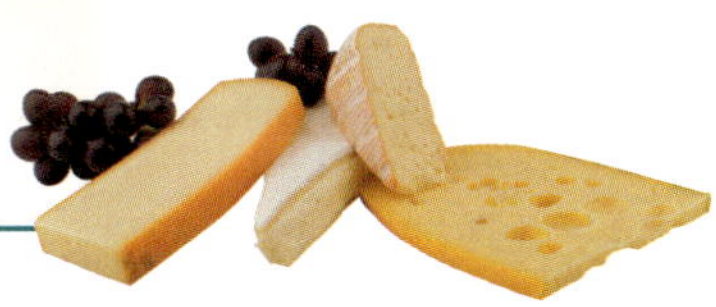

INFO

Frische Nahrungsmittel – vor allem Gemüse und Obst - sind, von wenigen Ausnahmen abgesehen, histaminarm.

Fisch sollte wirklich frisch verzehrt werden, denn der Histamingehalt steigt mit jedem Lagerungstag. Die meisten histaminhaltigen Lebensmittel sind Säurebildner – Basenfasten ist histaminarm. Sauerkraut empfehle ich wegen seines hohen Histamingehalts während des Basenfastens nicht, und Tomaten erlaube ich nur im rohen Zustand während der Saison – im Sommer.

Gut zu wissen

Symptome, die auf eine Histaminintoleranz hinweisen

- Kopfschmerzen
- Laufende Nase
- Asthma bronchiale
- Herzrhythmusstörungen
- Magen-Darm-Beschwerden
- Durchfälle

Wenn Sie die oben aufgeführten Lebensmittel nicht vertragen oder einige der genannten Symptome haben, ist es wahrscheinlich, dass Sie eine Histaminintoleranz haben. Essen Sie für einige Woche eine histaminarme Kost und beobachten Sie, ob sich die Symptome verbessern. Sprechen Sie mit einem Arzt oder Heilpraktiker, der sich mit diesem Thema beschäftigt, und lassen Sie abklären, welche Ursachen es für Ihre Beschwerden gibt. Vor allem Herzrhythmusstörungen müssen auch vom Kardiologen abgeklärt werden.

Laktoseintoleranz

INFO

Laktoseintoleranz ist keine Allergie!

Wird der in allen Milchprodukten vorkommende Milchzucker – die Laktose – nicht vertragen, spricht man von einer Laktoseintoleranz. Um den Milchzucker aus der Nahrung aufzuspalten, benötigt der Organismus das Enzym Lactase. Ist zu wenig Lactase vorhanden, dann kommt es zu einer Anhäufung von unverdautem Milchzucker im Darm. Darmbakterien übernehmen dann die Aufspaltung des Milchzuckers – das führt zu Gasbildungen. Der Mangel an Enzym kann von Geburt an bestehen oder erst im Jugend- oder Erwachsenenalter auftreten. Man spricht deshalb von einem angeborenen oder erworbenen Lactasemangel. Asiaten vertragen Milchprodukte generell nicht, da sie einen angeborenen Lactasemangel haben. In unseren Breiten nimmt der Mangel an Lactase mit zunehmendem Alter zu, weshalb ältere Menschen Milchprodukte meist schlechter verdauen können. Die Laktoseintoleranz kann unterschiedlich stark ausgeprägt sein: Die Symptome können nach Genuss kleinster Mengen an Milchzucker auftreten, aber auch erst Stunden nach Genuss größerer Mengen – je nachdem, wie groß die Laktoseintoleranz ist.

Gut zu wissen

Symptome einer Laktoseintoleranz

- Durchfall
- Blähungen
- Bauchschmerzen
- Krämpfe
- Verstopfung
- Müdigkeit

Butter, Schafskäse, Mozzarella und einige reife Käsesorten wie Münsterkäse und Edelpilzkäse enthalten weniger als 1% Laktose und sind meist verträglich. Die folgenden Nahrungsmittel sollten Sie bei Laktoseintoleranz jedoch meiden:

Gut zu wissen

Lebensmittel, die Laktose enthalten

- Milch – nicht nur von der Kuh
- Milchprodukte
- Die meisten Käsesorten
- Sahne
- Milchbrötchen
- Soßen
- Desserts aus Milchprodukten
- Eis

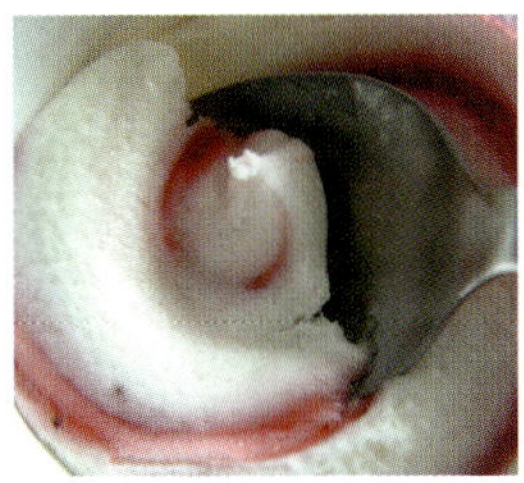

Eis und Desserts enthalten Milchzucker.

Die Diagnose ist recht einfach: Es gibt Laktosetoleranztests, die von Hausärzten, Internisten und Allergologen durchgeführt werden können. Die Therapie besteht je nach Ausprägung in einer laktosefreien (maximal 1 g Laktose/Tag) oder laktosearmen (maximal 10 g Laktose/Tag) Kost.

Wer eine laktosefreie Kost benötigt, sollte vor allem auf den Milchzuckergehalt in Fertigprodukten achten.

Fruktose- und Sorbitintoleranz

INFO

Fruktose und Sorbit sind Zuckerarten, die Diabetiker verwenden dürfen.

Milchzucker ist nicht die einzige Zuckerart, gegen die es Unverträglichkeitsreaktionen gibt. Auch gegen Rohrzucker, dem üblichen Haushaltszucker, sind Unverträglichkeiten möglich, wenn auch nicht so oft. Weniger bekannt sind die Intoleranzen gegen Fruktose (Fruchtzucker) und Sorbit. Vor allem die Fruktoseintoleranz ist gar nicht so selten. Der Mechanismus ist derselbe wie bei der Laktoseintoleranz.

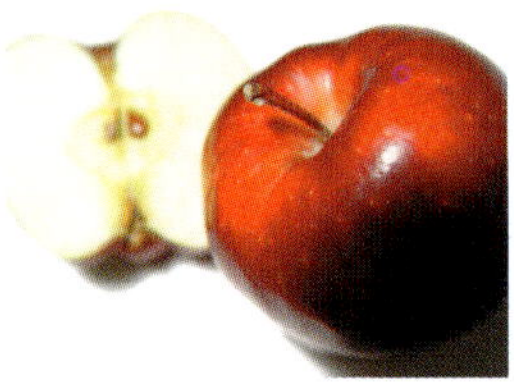

Menschen mit Fruktoseintoleranz können auf Äpfel mit Blähungen und Bauchschmerzen reagieren.

Eine Fruktoseintoleranz kann beispielsweise der Grund sein, warum Sie auf Äpfel, besonders auf süße Äpfel, mit Blähungen und Bauchschmerzen reagieren. Je süßer die Früchte, umso mehr Fruchtzucker enthalten sie. Vor allem für Diabetiker, die unter starken Blähungen leiden, ist es wichtig, eine mögliche Intoleranz abzuklären. Für Diagnose und Therapie gilt das im Kapitel Laktoseintoleranz Gesagte.

Intoleranzen – die Menge macht die Verträglichkeit!

Bei Intoleranzen bestimmt die Menge die Verträglichkeit. Und genau das macht die Diagnose so schwer. Wenn Sie beispielsweise eine Laktoseintoleranz haben, bei der Sie geringe Mengen an Laktose gut tolerieren, dann können Sie ohne weiteres etwas Milch in den Kaffee nehmen, ohne Blähungen oder Bauchschmerzen zu bekommen. Wenn Sie aber im Laufe eines Tages einen Milchkaffee trinken und später Nudeln mit Sahnesoße und Käse essen, dann wird es kritisch. Da die Beschwerden aber erst auftreten, wenn eine bestimmte Menge an Milchzucker oder einem anderen Nahrungsbestandteil verzehrt wird, kann man die Ursache der Beschwerden nicht genau erkennen. Denn: Manchmal verträgt man den Milchkaffee und manchmal nicht – je nachdem, was man davor oder danach gegessen hat.

Wenn Sie eine Laktose-, Fruktose- oder eine andere Intoleranz haben, sollten Sie herausfinden, wie stark diese ausgeprägt ist. Wenn Sie täglich nur wenig davon essen und dadurch die Toleranzgrenzen nicht überschreiten, lässt sich ganz gut mit Intoleranzen leben.

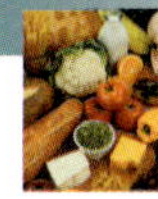

Andere Unverträglichkeiten

Wenn Allergene süchtig machen

Neben den bislang genannten Unverträglichkeitsreaktionen gibt es noch das Problem der versteckten Allergien. Es handelt sich dabei um individuelle Unverträglichkeiten von Nahrungsmitteln, die nicht zu einer allergischen Sofortreaktion, aber zu einer dauerhaften Schwächung des Abwehrsystems führen. Oft fühlt man sich nach Genuss des Allergens sogar besser, so dass das auslösende Lebensmittel und die Allergie nicht in Zusammenhang zu bringen sind.

Gut zu wissen

Symptome einer maskierten Allergie

- Bauchschmerzen nach der Nahrungsaufnahme
- Aufgetriebener Leib
- Blähungen
- Verstopfung
- Durchfall
- Verdauungsunregelmäßigkeiten
- Bauchkrämpfe
- Herzrhythmusstörungen nach den Mahlzeiten
- Chronische Nasennebenhöhleninfekte
- Fließschnupfen
- Müdigkeit, vor allem nach dem Essen
- Unreine Haut, vor allem um Mund und Nase herum
- Kopfschmerzen
- Gereiztheit
- Ohrekzeme, Ohrenjucken
- Kopfhautekzeme

Den versteckten Allergien liegt ein Reaktionsmechanismus zugrunde, der Forscher und Therapeuten schon seit einigen Jahren beschäftigt. Dieser Reaktionsmechanismus führt dazu, dass der Betroffene auf sein Allergen süchtig wird und es dadurch bevorzugt zu sich nimmt. Wie ist das möglich? Hans Selye hat diesen Reaktionsmechanismus als „Drei-Stadien-Anpassungssyndrom“ bei Stress beschrieben. In Bezug auf Allergien sieht das so aus: Wenn der Mensch Kontakt mit dem Allergen hat, kommt es zur Alarmphase (1). Um diesen Stress auszugleichen, mobilisiert das Immunsystem alle Abwehrkräfte, um wieder einen Normalzustand zu erreichen – das ist die Phase der Anpassung (2). In dieser Phase fühlt man sich wohl und sie geht erst nach einer gewissen Zeit in die 3. Phase, in die Phase der Erschöpfung über. In dieser Phase entstehen individuelle Krankheitssymptome (Kopfschmerzen, rheumatische Beschwerden, Nebenhöhlenentzündungen usw.). Wenn nun das Allergen wieder gegessen oder getrunken wird, erzeugt dies Stress und es kommt wieder zur Anpassungsphase, in der man sich beschwerdefrei fühlt. Dadurch entsteht immer wieder der Bedürfnis, das Allergen zu sich zu nehmen.

Diese Reaktionsmechanismen nach Selye kann man durch Basenfasten ohne Probleme unterbrechen.

Allergie oder Reizdarmsyndrom?

Unverträglichkeitsreaktionen, Allergien vom verzögerten Typ und versteckte Allergien sind oft schwer von anderen Krankheitsbildern abzugrenzen. So können viele der oben genannten Symptome auch auf ein Reizdarmsyndrom hinweisen. Andererseits leiden viele Menschen, die von ihren behandelnden Ärzten als Reizdarmpatienten eingestuft werden, in Wirklichkeit an einer Nahrungsmittelallergie oder an einer Nahrungsmittelunverträglichkeit.

Gut zu wissen

Symptome eines Reizdarmsyndroms

- Bauchschmerzen, die sich nach Stuhlentleerung verbessern können
- Verstopfung oder Durchfall (mehr als 3-mal pro Tag oder seltener als 3-mal pro Woche Stuhlgang)
- Der Wechsel von Durchfall zu Verstopfung oder umgekehrt kann die Bauchschmerzen auslösen
- Gefühl der unvollständigen Darmentleerung
- Schleimabgang
- Blähungen

Da die Symptome so sehr denen einer Nahrungsmittelallergie ähneln, ist es ratsam, in jedem Fall auch nach einem allergischen Geschehen zu suchen.

Wenn Sie das Vorangegangene aufmerksam gelesen haben, sind Sie nun möglicherweise verwirrt und verunsichert und fragen sich, wogegen Sie möglicherweise allergisch sind. Man muss keineswegs ein Hypochonder sein, um innerhalb kürzester Zeit zum Schluss zu kommen, dass man kaum noch etwas verträgt. In diesen Teufelskreis der Allergien geraten immer mehr Menschen. Sie sind so bestrebt, keine Allergene an sich heranzulassen, dass ihnen dadurch jede Lebensqualität und -freude genommen wird. Das erzeugt einen permanenten Stress – und Stress macht bekanntlich sauer! Aus diesem Teufelskreis herauszufinden ist nicht leicht, aber es ist möglich. Ich habe in meiner Praxis viele Patienten, die unter zunehmenden Allergien leiden und „alles", ob schulmedizinisch oder naturheilkundlich, schon probiert haben. Mit etwas Ruhe, guter Beobachtungsgabe und einem aufmerksamen Therapeuten an der Seite lassen sich in der Regel Lösungswege finden.

Achtung Säurefalle!

„Ich reagiere einfach auf alles" - dies ist ein häufiger Satz meiner Allergie-Patienten, und ich betrachte es als einen sehr großen Erfolg, wenn nach einer Woche Basenfasten und Weglassen der Säurebildner plötzlich spürbar wird, worauf man eigentlich allergisch reagiert.

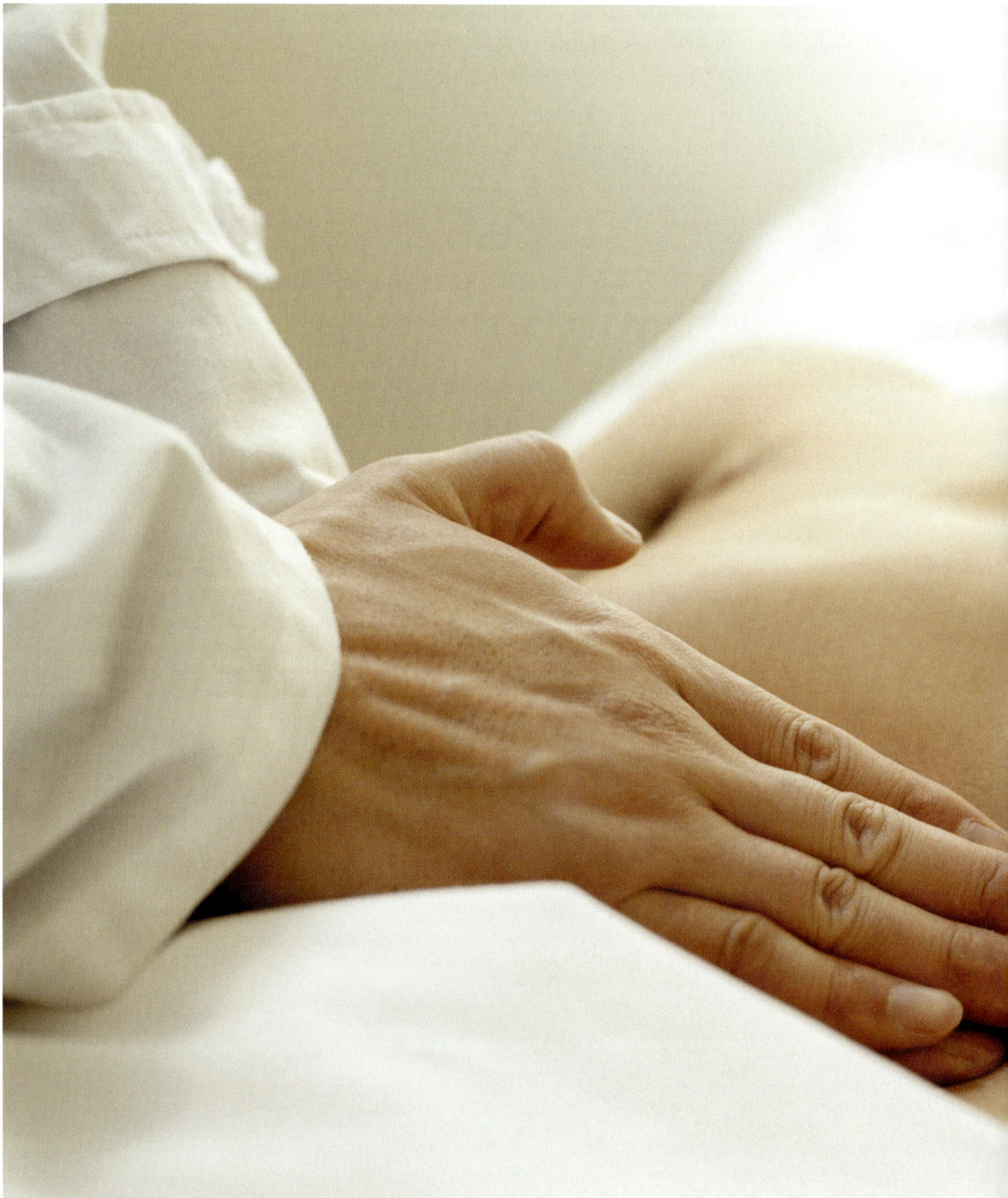

Allergien aus der Sichtweise der Erfahrungsheilkunde

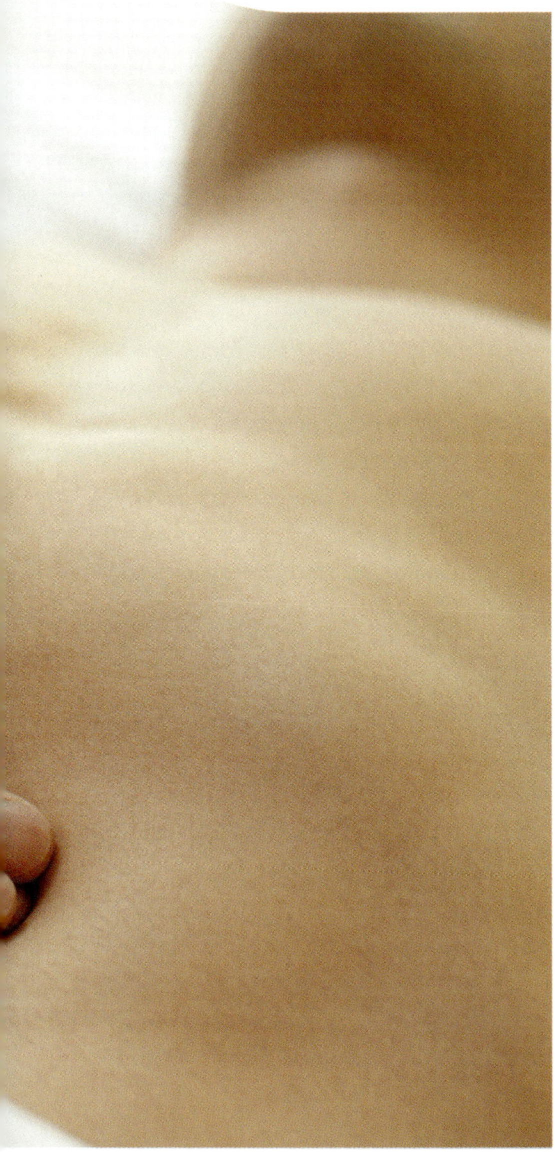

Unser Organismus besitzt eine unglaubliche Intelligenz und ist in der Lage, völlig autonom für unsere Gesundheit zu sorgen – wenn wir ihn nicht dabei behindern. Diese Intelligenz bezeichnen Homöopathen als Selbstheilkräfte. Der große Naturarzt Paracelsus nannte sie den inneren Arzt, den „Archeus paracelsi".

Es hängt im Wesentlichen von unserer Ernährungs- und Lebensweise ab, wie gut es unseren Selbstheilkräften geht. Wenn wir uns so ernähren, dass unser Darm geschädigt und unser Körper im Laufe der Jahre chronisch übersäuert wird, dann können Stoffwechselprobleme, Verdauungsprobleme, Störungen des Immunsystems wie Allergien und vieles mehr die Folge sein.

Allergien – ein Problem des Darmes?

Was wissen wir über den Darm? Er ist zuständig für die Verdauung. Richtig. Wenn wir jeden Tag aufs „Örtchen" können, geht es dem Darm und uns gut. Auch oft richtig. Was wir weniger wissen: Etwa 80 % unseres körperlichen Abwehrpotentials befindet sich im Darm. Und: Der Darm stellt mit einer Gesamtlänge (Dick- und Dünndarm) von 6–8 Meter und einer Fläche von 300–500 m^2 die größte Grenzfläche des Körpers dar. Im Vergleich dazu: Die Haut – die sichtbare Grenze des Menschen zu seiner Umwelt – hat nur eine Gesamtfläche von 2 m^2.

Aber auch die Darmwände stellen eine Grenze des Menschen zur Umwelt dar. Der Darminhalt ist somit nicht Teil des Menschen, sondern Nahrung oder Ballast, den er mit sich herumträgt. Und viele Menschen tragen viel zu viel davon mit sich herum.

Somit wird deutlich, wie wichtig der Darm für die Aufrechterhaltung unserer Gesundheit ist. Wenn nahezu 80 % unseres Abwehrpotentials im Darm liegen, dann wird auch klar, dass der Darm bei allergischen Geschehen eine Rolle spielt.

INFO

Zu den wichtigen Funktionen der Darmwand gehört neben der Aufnahme von Nährstoffen auch die Schutz- und Abwehrfunktion.

Eine gesunde Darmwand besteht aus vier Abwehrsystemen:

- Die oberste Darmzellschicht dichtet die Darmwand durch das enge Aneinanderliegen der Zellen ab.
- Der darauf liegende Schleim hat eine spezielle Zusammensetzung und einen bestimmten pH-Wert und verhindert dadurch das Eindringen unerwünschter Keime oder Giftstoffe. Er beherbergt Darmbakterien und Antikörper.
- Diese Darmbakterien erlauben nicht allen Keimen, sich auf der Darmwand einzunisten. Sie scheiden eigene Stoffwechselprodukte aus, die schädliche Keime fernhalten. Das funktioniert natürlich nur, wenn sich im Darmschleim die „richtigen" Keime befinden. Man spricht dann von einer gesunden Darmflora.

- Die Antikörper sind Teil des Immunsystems und entstehen, nachdem der Körper Kontakt mit einem bestimmten Krankheitserreger hatte. Die Antikörperbildung bewirkt eine so genannte Immunität – das heißt, gegen diese Krankheit ist der Mensch für eine gewisse Zeit oder für immer geschützt.

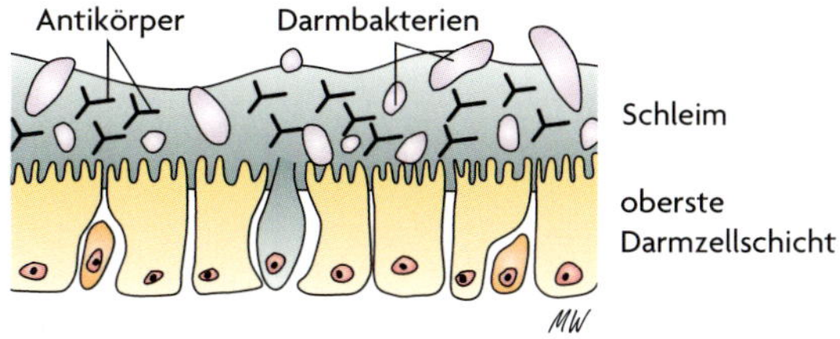

Wenn alle vier Systeme intakt sind, haben Bakterien, Pilze und Viren keine Chance. Nur leider sind diese Systeme oft nicht intakt. Zu Störungen kommt es beispielsweise, wenn ein Mensch wiederholt ein Antibiotikum einnimmt, das einen Teil der Darmbakterien mittötet. Aber auch Giftstoffe, so z.B. Zahnfüllmaterialien, insbesondere Zahnmetalle wie Amalgam oder Palladium, schaden der Darmwand.

Einen großen Einfluss auf den Zustand der Darmwand hat auch die Ernährung. Insbesondere der dauerhafte Verzehr von so genannten Säurebildnern (s. Seite 67 f.) wie Weißmehlprodukte, Süßigkeiten, Fleisch, Wurst, Käse, Kaffee und Alkohol verändert den Darmschleim. Da die Übersäuerung auch die Verdauungsvorgänge an sich stört, wirkt sie sich besonders nachteilig auf den Darm und seine Funktionen aus.

Im Laufe der Zeit führt das zu solchen Verschiebungen im Darmabwehrsystem, dass ein Dauerstress für das Immunsystem entsteht. Zusätzlich kann es zu einer „Durchlässigkeit" der Darmwand kommen, wodurch Bakterien, Viren, Pilze, Schwermetalle und andere Schadstoffe die Darmwand passieren können – eine geschwächte Abwehr also.

Wer an Allergien leidet und über eine alternative Behandlungsmöglichkeit nachdenkt, dem öffnet sich ein Dschungel an Angeboten. Die meisten Therapien zielen hin auf eine Verbesserung des Immunsystems. Zu den bewährtesten Methoden gehören die Darmsanierung (s. Seite 48), das Basenfasten (s. Seite 54), aber auch die Homöopathie, die Mineralstofftherapie nach Dr. Schüßler, Eigenbluttherapien, mikrobiologische Therapie und Bioresonanztherapie.

Darmsanierung zur Behandlung von Allergien

Bei Erkrankungen des allergischen Formenkreises wie Neurodermitis, Heuschnupfen, Asthma und anderen findet man stets eine krankhaft veränderte Darmschleimhaut und Darmflora. Die Darmschleimhaut ist dabei meist entzündet und die Bakterien der Darmflora sind in ihrer Zusammensetzung so verändert, dass eine gesunde Abwehr nicht mehr möglich ist. Häufig finden sich weniger Milchsäurebakterien und deutlich vermehrt störende Keime, Hefen oder Schimmelpilze. Dies belegen mehrere Studien, die in den letzten Jahren zum Thema Darm-Immunsystem und allergische Erkrankungen gemacht wurden. Eine davon wurde vor etwa 10 Jahren an der Frankfurter Universität zum Thema Neurodermitis durchgeführt. Es wurde der Zusammenhang zwischen Neurodermitis und Hefepilzbefall im Darm erforscht. Das Ergebnis: In den meisten Stuhlproben fanden sich auffällig viel Hefen der Gattung *Candida albicans*. Diese Studie sagt nicht aus, was die Ursache dafür ist, zeigt aber deutlich – wie viele andere Studien auch – den Zusammenhang zwischen Darmflora und allergischer Erkrankung. Umgekehrt fand man heraus, dass durch eine so genannte Darmsanierung das Hautbild des an Neurodermitis Erkrankten sich deutlich bessert.

Darmsanierung ist heute eine weit verbreitete Basismethode zur Behandlung chronischer Erkrankungen und damit auch von allergischen Erkrankungen. Durch eine Darmsanierung werden wieder gesunde Verhältnisse im Darm geschaffen. Die Frage ist nur, wie man das erreichen kann, denn jeder versteht etwas anderes darunter. Am besten verständlich wird der Begriff Sanierung, wenn man sich eine Haussanierung vorstellt. Da genügt es nicht, alles mit neuer Farbe zu bestreichen. Manchmal müssen Tapeten entfernt oder ausgebessert, manchmal muss Schimmelbefall entfernt werden und so fort. Und so ist es bei den Menschen. Jeder hat seine spezielle, gesunde oder kranke Darmflora, die einer individuellen Sanierung bedarf.

Die drei grundsätzlichen Schritte einer Darmsanierung

Gut zu wissen

1. Mehrfache Reinigung des Darmes
2. Ernährungsumstellung
3. Mikrobiologische Therapie

- Eine Reinigung ist immer der erste Schritt, wenn man etwas sanieren möchte – hier durch eine gründliche Darmreinigung mithilfe der Colon-Hydro-Therapie (s. Seite 92).
- Eine Ernährungsumstellung ist für eine Darmsanierung von großer Bedeutung. Hilfreich kann es sein, die Ernährungsumstellung mit einer Fastenwoche oder mit einer Basenfastenwoche zu beginnen. Durch das Fasten stellt man sich innerlich auf eine Veränderung ein und die anschließende Ernährungsumstellung fällt nicht ganz so schwer.
- Der dritte Schritt ist die mikrobiologische Therapie. Darunter versteht man die Einnahme von Bakterienpräparaten oder deren Stoffwechselprodukten, um so im Darm wieder gesunde Bakterienverhältnisse herzustellen. Viele Therapeuten verstehen unter Darmsanierung nur diesen dritten Schritt. Der reicht aber in den wenigsten Fällen aus, um in einem Darm wieder gesunde Verhältnisse zu schaffen, da die Bakterienpräparate sich auf eine ungereinigte, gereizte Darmwand setzen, was meist zu starken Blähungen führt. Es gibt viele verschiedene mikrobiologische Präparate, auch als symbioselenkende Mittel bekannt; ihre Auswahl hängt vom Krankheitsbild ab.

Eine in diesen drei Teilschritten durchgeführte Darmsanierung hat sich in der Allergiebehandlung als sehr wirksam erwiesen. In der Praxis wird auf den Aspekt der Ernährungsumstellung oft zu wenig eingegangen. Diese ist aber für einen dauerhaften Erfolg unabdingbar. Basenfasten kann den Einstieg dazu bieten.

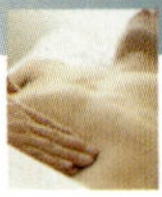

Ernährung und Immunsystem

INFO

Durch eine Überreizung des Darm-Immunsystems kommt es zu Überreaktionen auf Nahrungsmittel und Nahrungsmittelzusatzstoffe.

Der Ansatz einer Allergiebehandlung kann auch bei der Ernährung gefunden werden, denn jede Allergie ist über die Ernährung positiv oder negativ zu beeinflussen. Da sich etwa 80% der körpereigenen Abwehrzellen im Darm befinden (s. Seite 46), ist auch leicht nachvollziehbar, dass es nicht egal sein kann, *was* wir essen. Ernährung kann das Immunsystem belasten, sie kann es aber auch entlasten.

Dabei spielen die eigentlichen Allergene in der Nahrung meist eine untergeordnete Rolle. Vielmehr funktionieren Nahrungsmittel und Nahrungsmittelzusätze wie Farbstoffe, Aromastoffe, Geschmacksverstärker und andere als Trigger – das heißt, sie können Allergien auslösen, obwohl sie selbst keine Allergene sind. Die Ursache dafür dürfte in einer durch die Allergie bedingten Überreizung des Darm-Immunsystems liegen. Durch diese Überreizung kommt es zu Überreaktionen auf Nahrungsmittel und Nahrungsmittelzusatzstoffe Die Symptome sind denen einer echten Allergie so ähnlich, dass es selbst für Therapeuten sehr schwer ist, eine genaue Diagnose zu stellen. So können Hautausschläge, Kreislaufschwäche, Kopfschmerzen, Bauchschmerzen, Durchfall, ja sogar Herzbeschwerden ein Zeichen einer solchen Überreaktion sein.

Wie sieht „normale" Ernährung heute aus?

Alles, was wir essen, wird im Körper chemisch umgebaut und in den Stoffwechsel eingeschleust, damit unser Organismus seine Arbeiten ungestört verrichten kann. Was nicht gebraucht wird, wird ausgeschieden. Diese chemisch umgebauten Stoffe reagieren im Körper sauer oder basisch.

Ein gesunder menschlicher Organismus verfügt über einen ausgeglichenen Säure-Basen-Haushalt. Das ist in der Regel dann der Fall, wenn seine Ernährung zu 80% aus basenbildenden und zu 20% aus säurebildenden Nahrungsmitteln besteht. Warum? Der Körper kann zwar die Basen aus den basenbildenden Nahrungsmitteln in Säuren umwandeln, nicht aber die Säuren aus den säurebildenden Nahrungsmitteln in Basen. Er ist somit auf einen hohen Anteil an Basenbildnern aus den Lebensmitteln angewiesen.

Die so genannte „normale" Ernährung ist – aus der Sichtweise des Säure-Basen-Haushaltes – jedoch meist säurebildend. Ein Blick in die Regale der Supermärkte genügt – Fertigprodukte und Säurebildner bestimmen das Bild: Fertigprodukte enthalten eine Menge definierbarer und undefinierbarer Zusatzstoffe. Niemand weiß wirklich, wie sich das auf Dauer auf unsere Gesundheit auswirkt. Säurebildner, das sind die Lebensmittel, die viele Menschen so gerne haben: Wurst, Fleisch, Fisch, Milchprodukte, Käse, Süßigkeiten, Weißmehlprodukte, Kaffee, Süßigkeiten, Alkohol ... Gegen die einzelnen Säurebildner wäre im Prinzip nichts einzuwenden, würde man sie nicht in so rauen Mengen verzehren, wie dies heute üblich geworden ist. Viele meiner Patienten trinken sechs und mehr Tassen Kaffee pro Tag, essen täglich Wurst, Fleisch, Käse und davon viel zu viel. Das Problem ist vor allem die Ess*menge*. Nicht ohne Grund sind die Statistiken erschreckend: Mehr als 50% der Deutschen sind übergewichtig!

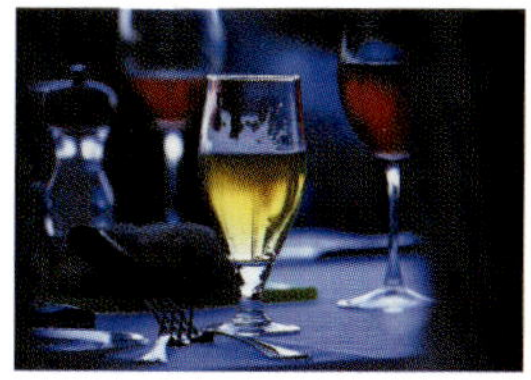

Säurebildner sind z. B. Bier, Wein und andere alkoholische Getränke.

INFO

„Normale" Ernährung macht sauer – Obst und Gemüse machen basisch.

Wir brauchen zwar auch Säuren im Stoffwechsel, das Problem ist nur, dass die „normale Ernährungsweise" *zu viele* Säurebildner enthält. Ein kurzfristiger Säureüberschuss ist für einen gesunden Organismus kein Problem. Das kann er ausgleichen. Dauerhafter Säureüberschuss jedoch führt zur chronischen Übersäuerung und die ist, wie inzwischen hinreichend bekannt ist, als Ursache vieler chronischer Erkrankungen zu sehen.

„Normale" Ernährung strapaziert das Immunsystem – bei jedem Menschen. Jedoch reagiert jeder Mensch anders auf Reize aller Art. Ein Mensch, der an Allergien leidet, hat eine deutlich niedrigere Toleranzschwelle für Reize aus der Umwelt, aus der Nahrung und aus dem sozialen Umfeld. Interessant ist zu beobachten, wie Menschen, die eine Zeit lang ihr Immunsystem entlastet haben – beispielsweise durch eine Basenfastenkur mit anschließender Ernährungsumstellung, nach einiger Zeit wieder viel mehr Toleranzen entwickeln. Sie können dann wieder Nahrungsmittel essen, die sie nie vertragen haben. Auch entwickeln sie psychisch eine höhere Toleranz und Stabilität.

Übersäuerung – Wegbereiter für Allergien

INFO

Die optimale Leistungsfähigkeit des Darm-Immunsystems hängt u. a. vom ausgeglichenen Zustand des Säure-Basen-Haushaltes ab; deshalb führt eine Übersäuerung zu einer Schwächung des Immunsystems.

Es scheint, dass Allergien sich in einem übersäuerten Organismus besonders wohl fühlen. Die Erfahrung aus langjähriger Praxis zeigen, dass die chronische Übersäuerung eine Voraussetzung für das Entstehen von Allergien ist. Davon zeugen auch die absolut überzeugenden Erfolge mit Basenfasten bei allergischen Erkrankungen. Wer sich entsäuert und seine Nahrung langfristig basischer gestaltet, hat seine Allergien im Griff.

Ist ein Mensch chronisch übersäuert, dann kommt es im gesamten Organismus zu Verschiebungen des pH-Wertes, was viele wichtigen Stoffwechselfunktionen und auch die Verdauung nachhaltig stört. Unter anderem verändert sich auch der Darmschleim in seinem pH-Wert und in seiner Beschaffenheit.

Gut zu wissen

Der pH-Wert

Diese von Chemikern geschaffene Messgröße gibt an, wie sauer oder basisch eine Lösung ist. Auf einer Skala von 1–14 bedeuten alle Werte kleiner als 7 „sauer"; alle Werte größer als 7 bedeuten „basisch" – auch alkalisch genannt.
Im einem gesunden Dünndarm bewegt sich der pH-Wert zwischen 7 und 8 = basisch. In einem gesunden Dickdarm bewegen sich die Werte zwischen 5 und 6 = sauer. Bei einer chronischen Übersäuerung kehren sich diese Werte um – der Dünndarm wird saurer, der Dickdarm basischer.

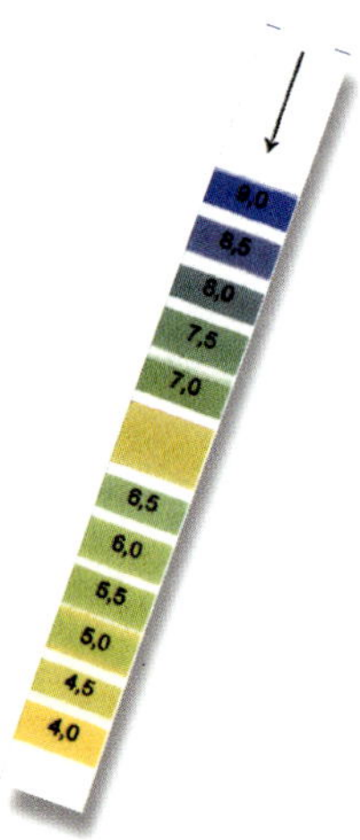

Mit speziellem Indikatorpapier (Apotheke) können Sie den pH-Wert Ihres Urins messen; ideal ist ein Wert größer als 7; Werte unter 7 weisen auf eine Übersäuerung hin.

In jedem dieser Darmabschnitte leben nun bestimmte Darmbakterienarten, die dort verschiedene Funktionen haben. Unter anderen unterstützen sie das Immunsystem bei seiner Abwehrfunktion. Die chronische Übersäuerung bietet nun anderen Bakterienarten und auch Pilzen die Möglichkeit, sich im Darmschleim anzusiedeln, die das natürliche Gleichgewicht der Bakterien – die Eubiose – im Darm stören. Man spricht dann von Dysbiose – der gestörten Darmflora. So wird eine wichtige Abwehrfunktion im Darm durch die Übersäuerung geschwächt.

Allergien und der Mineralstoffhaushalt

Mineralien sind lebensnotwendig. Wer an seinen Mineralienhaushalt denkt, der denkt meist erst einmal an Haut, Haare, Nägel, Knochen und Blut. Dass Mineralien für das Säure-Basen-Gleichgewicht eine entscheidende Rolle spielen, ist vielen Menschen nicht so bekannt. Eine chronische Übersäuerung kann auch durch Mineralienmangel entstehen. Auch hier spielt die Ernährungsweise eine entscheidende Rolle. Wenn wir auf Dauer zu viele Säurebildner zu uns nehmen, verbraucht der Körper wertvolle basische Mineralien, um die Säuren zu neutralisieren. So erhöht sich der Mineralstoffbedarf und es entsteht ein Mineralstoffmangel.

Bei allergischen Erkrankungen kann es zu einem zusätzliche Problem in der Mineralstoffversorgung kommen, wenn die Darmwände aufgrund der chronischen Reizung durch Allergene durchlässig geworden ist. Die so geschädigte Darmwand wird in beide Richtungen für alle Stoffe, sowohl Mineralstoffe und Nährstoffe als auch für Giftstoffe durchlässig. Dadurch kann es zu einem Ungleichgewicht im Mineralienhaushalt des Körpers kommen.

INFO

Übersäuerung macht Mineralstoffmangel.

Hier ist es wichtig, dass die Darmwand wieder funktionsfähig wird. Entlastung durch Weglassen der Allergene und die Darmschleimhaut regenerierende naturheilkundliche Präparate führen hier langfristig zum Erfolg. Die Mineralstofftherapie nach Dr. Schüßler ist durch das besondere Aufschlussverfahren der Mineralien geeignet, den gestörten Mineralienhaushalt wieder auszugleichen. Welches der 12 Mineralsalze nach Dr. Schüßler man auswählt, hängt vom Gesamtbeschwerdebild ab. Der erhöhte Bedarf von Mineralien kann zusätzlich durch frische Kräuter und frisch gekeimte Sprossen gedeckt werden – die übrigens stark basenbildend sind.

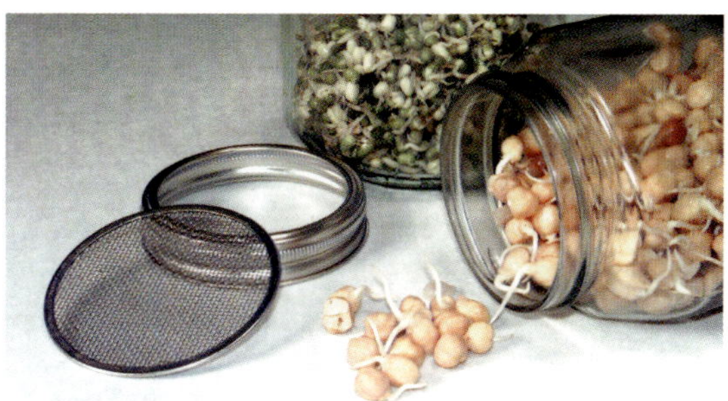

Ihren Mineralienbedarf können Sie leicht durch Keime und Sprossen decken.

Ernährung, die das Immunsystem entlastet

Wer ständig zu viel, zu fett, zu reichhaltig, zu oft und zu spät abends isst, der beschäftigt seine Verdauungsorgane und sein Immunsystem pausenlos. Denn: Alles was wir essen, wird auch von unserem Immunsystem im Darm – dem „Darmgrenzschutz" kontrolliert, damit Erreger, Giftstoffe oder andere nichterwünschte Zusätze in der Nahrung, nicht in unseren Körper gelangen können. Das ist schließlich die Aufgabe des Darm-Immunsystems – und ein gesunder Organismus schafft das locker. Der „Darmgrenzschutz" ist also ständig in Bereitschaft und im Einsatz.

Bereits das Weglassen von Nahrungsmittelallergenen, soweit sie bekannt sind, führt zu einer Entlastung des Immunsystems. Aber gibt es auch eine Ernährungsweise, die das Immunsystem entlastet? Ja – es gibt sie. Wer sich überwiegend von Basenbildnern wie Obst und Gemüse ernährt, stärkt damit sein Immunsystem. Überwiegend – das heißt, die Nahrung sollte etwa 80 % Basenbildner enthalten.

Erfahrungsgemäß schafft man es nicht, seine Ernährung einfach so umzustellen, dass man die Säurebildner auf 20 % reduziert. In der Praxis höre ich immer wieder gute Vorsätze wie: „Ich reduziere jetzt so ein bisschen die Säurebildner". Wenn ich genauer nachfrage, ist das meistens nur wirklich „ein bisschen". Ein guter Einstieg in eine 80 % basische Ernährungsweise, die das Immunsystem entlastet, ist eine Basenfastenwoche. Beim Basenfasten essen Sie eine ganze Woche oder auch zwei Wochen 100 % basisch – danach fällt der Umstieg auf 80 % Basenbildner und 20 % Säurebildner gar nicht schwer.

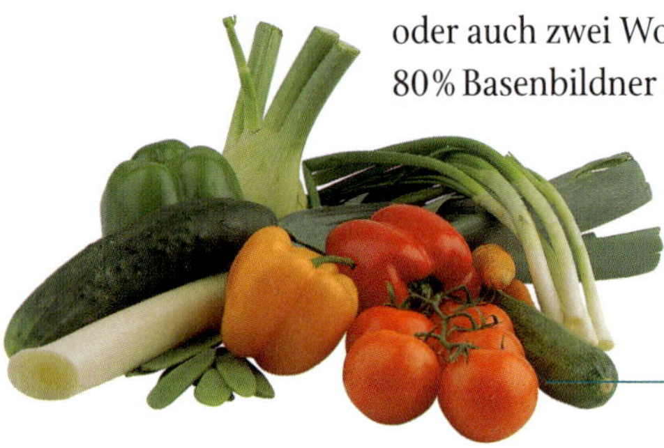

Basische Ernährung besteht aus Obst und viel Gemüse.

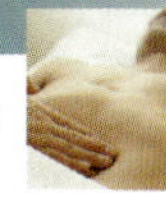

Basenfasten entlastet das Immunsystem

Basenfasten stellt eine Entlastung für das Immunsystem, da die chronische Übersäuerung das Immunsystem in seiner Arbeit behindert. So können beispielsweise Pollenallergiker in der Heuschnupfensaison durch überwiegend basische Kost die Saison deutlich abgemilderte Symptome haben. Werden während der Heuschnupfensaison überwiegend Säurebildner gegessen, verstärkt dies die Heuschnupfensymptome zusätzlich.

Die durch Basenfasten in Gang gebrachte Entsäuerung bewirkt eine Entlastung des gesamten Organismus. In dem Moment, in dem die überschüssigen Säuren den Körper allmählich verlassen, können die körperlichen Stoffwechselprozesse wieder ungestörter ablaufen. Auch die Arbeit des Immunsystems ist ein Teil der täglichen Stoffwechselleistung. Wenn der Stoffwechsel durch die Entsäuerung entlastet wird, dann wird automatisch das Immunsystem entlastet und kann wieder wirkungsvoller arbeiten.

Damit ist Basenfasten für Menschen mit Unverträglichkeitsreaktionen verschiedener Herkunft bestens geeignet. Ein- oder mehrwöchige Basenfastenkuren in Verbindung mit mehreren Darmreinigungen entlasten das Immunsystem, stärken die Abwehr und wirken so dem allergischen Geschehen entgegen.

TIPP

Gönnen Sie Ihrem Darm-Immunsystem eine Pause, z. B. eine Essenspause. Fasten, aber auch Basenfasten sind solche Pausen. Während diesen Pausen kann sich der Stoffwechsel und das Immunsystem wieder erholen.

Gut zu wissen

Wirkungen des Basenfastens

- Entlastung durch Entsäuerung
- Entlastung durch Weglassen der Allergene
- Entlastung und Regeneration der Darmschleimhaut

Basenfasten ist
- 100 % basisch
- laktosefrei
- glutenfrei
- frei von Milchprodukten
- frei von Säurebildnern
- histaminarm

Gut zu wissen

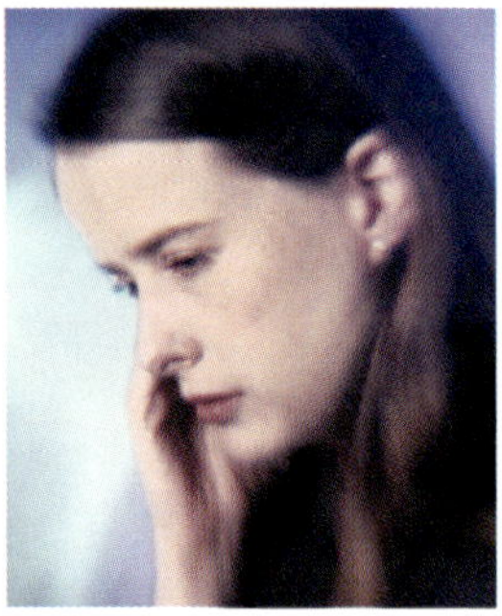

Kopfweh, Müdigkeit und Erschöpfung können Symptome des „Burn-out-Syndroms“ sein.

Allergien – „nur“ ein seelisches Problem?

Allergien spielen sich bevorzugt an den Körpergrenzen ab (Haut, Darmschleimhaut): Die durch die Allergene hervorgerufenen Abwehrreaktionen des Körpers führen zu den bekannten allergischen Reaktionen. Aus der Sichtweise der Erfahrungsheilkunde handelt es sich bei Allergien daher ganz allgemein um ein Problem der Abgrenzung: Die Darmwand kann sich nicht mehr gegen Keime, Allergene oder sonstige Reizstoffe abgrenzen.
Auch im täglichen Leben müssen wir uns ständig abgrenzen: Gegen das Zuviel an Arbeit, die uns der Chef aufbrummt, gegen die Reizüberflutung aus den Medien, gegen das Überangebot an Nahrungs- und Genussmittel, gegen Menschen, die uns körperlich oder seelisch auslaugen usw. Doch nicht nur andere Menschen, auch wir selbst überfordern uns und powern uns aus, weil wir die Grenzen unserer Leistungsfähigkeit nicht wahrnehmen können oder wollen. Das führt zum so genannten „Burn-out-Syndrom“ – Müdigkeit und Erschöpfung sind wichtige Anzeichen dafür. Auch Allergien gehen unter anderen mit diesen Symptomen einher.

Sobald man sich aber auf eine solche Betrachtensweise einlässt, werden ganz schnell Stimmen laut, die fragen: „Dann sind also Allergien doch ein seelisches Problem?“ Gerade Patienten, die mit ihren Allergien eine Odyssee durch Arzt- und Heilpraktikerpraxen hinter sich haben, landen häufig resigniert bei dem Satz: „Ach, meine Allergien sind wohl nur ein psychisches Problem, da kann man im Grunde nichts machen. Ich müsste eben erst mal meine Probleme lösen, dann würden die Allergien schon besser werden.“ Die Botschaft, die bei mir dann letztlich ankommt, ist die: „Wenn meine Allergien eine psychische Ursache haben, dann bin ich selbst schuld, weil ich Probleme habe. Meine körperlichen Symptome muss ich dann nicht mehr ernst nehmen, weil die Ursache ohnehin in der Psyche liegt.“ Mit dieser Haltung bekommen Sie Ihre Allergien garantiert nicht in den Griff.
Denn: Ganzheitliche Behandlung bedeutet, dass eine Krankheit stets in Verbindung mit Körper, Seele und Geist des Menschen steht und deshalb idealerweise auch auf allen drei Ebenen behandelt werden sollte. Nehmen Sie also Ihre allergischen Symptome ernst und drücken Sie sich nicht durch die Entschuldigung „es hat eben eine seelische Ursache“ vor einer Behandlung.

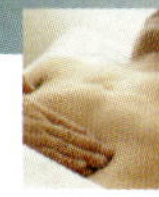

Erfahrungen mit Basenfasten bei Allergien

Pollenallergie

Pollenallergie, Heuschnupfen, allergischer Schnupfen, Rhinitis allergica – hinter dieses Namen verbirgt sich die häufigste Allergie in Deutschland. Derzeit geht man davon aus, dass 10–15 % der Bevölkerung, meist Jugendliche und Erwachsene, darunter leiden. Der Name Heuschnupfen rührt daher, dass die Symptome erstmals in England zur Zeit der Heuernte um 1819 herum auftraten. Interessanterweise waren aber nicht die Bauern, sondern die in den Städten lebenden Menschen davon betroffen. Dennoch nannte man es „Hay fever" – Heufieber. Noch um 1920 gab es an der Berliner Charité – eine der größten Krankenanstalten ihrer Zeit – nicht einen Fall von Heuschnupfen. Seit der Zeit nach 1945 ist eine deutliche Zunahme aller Allergien zu verzeichnen – auch des Heuschnupfens.

Gut zu wissen

Symptome der Pollenallergie

- Nasenjuckreiz
- Augenjuckreiz
- Niesanfälle
- Wässriger Schnupfen
- Verstopfte Nase
- Augentränen
- Im Winter häufig Nasennebenhöhleninfekte
- Häufiges Räuspern
- Evtl. erschwerte Atmung

Die offiziellen Empfehlungen für Betroffene lauten: Symptome bekämpfen mit Antihistaminika in Form von DNCG (Cromoglicinsäure) – Nasensprays und Tabletten, die recht schnell wirken, aber ständig genommen werden müssen, solange die Saison andauert.

Dass eine Entsäuerung Heuschnupfensymptome zum Verschwinden bringen kann, ist eine von vielen positiven Erfahrungen, die ich in den vergangenen Jahren mit Basenfasten im Praxisalltag machen konnte.

Patientenbericht

Symptome besserten sich schon nach kurzer Zeit

Eine junge Frau (33 Jahre) hatte von Basenfasten gehört und nahm an einem meiner Kurse teil, um einige Pfunde los zu werden. Überrascht stellte sie nach Ende der Kurswoche fest, dass die bereits aufgetretenen Heuschnupfensymptome verschwunden waren.
Auf genaueres Befragen hin erzählte sie, dass sie seit ihrem 5. Lebensjahr an Allergien leidet. Begonnen hatte es damals mit Katzenhaar- und Hausstaubmilbenallergie. Im Alter von 6 Jahren wurde bei einem Allergietest festgestellt, dass sie neben Katzenhaare und Hausstaubmilben auch auf Pappeln und verschiedene Gräser allergisch reagiert. Es wurde eine Desensibilisierung durchgeführt, die im Laufe der Zeit zu einer Besserung der Katzenhaar- und Hausstaubmilbenallergie führte. Die Pollenallergie war weiterhin mit folgenden Symptomen stark ausgeprägt: Augenjucken und Augentränen, Juckreiz im äußeren Gehörgang, Juckreiz im Rachen, Niesen und geschwollene Nasen- und Rachenschleimhäute. Auch bronchiale Beschwerden in Form von Atemnot traten immer häufiger auf.
Als sie mit Basenfasten begann, wusste ich nichts von ihren Allergien, da sie als Fastengrund lediglich ihre Gewichtsprobleme angab. Am Ende der Kurswoche teilte sie mir hocherfreut mit, dass ihre Heuschnupfensymptome während dieser Woche verschwunden waren – und das mitten in ihrer Hochsaison. Daraufhin verlängerte sie das Basenfasten um zwei Wochen und war auch in dieser Zeit symptomfrei.

Was ist dazu zu sagen? Die Patientin kam mitten in der Heuschnupfensaison zum Basenfasten, was bei einer so lange bestehenden vielfachen Allergie natürlich nicht die Heilung in 2–3 Wochen bringen kann. Aber die rasche Besserung der Symptome ist für die meisten allergiegeplagten Menschen Grund genug, mit Basenfasten auch mitten in der Pollensaison zu beginnen.

Für einen dauerhaften Erfolg ist es natürlich sinnvoll, etwas mehr Zeit einzuplanen und die Ernährung dauerhaft umzustellen. Das folgende Fallbeispiel zeigt, wie der Erfolg durch Basenfasten im darauffolgenden Jahr aussieht, wenn man zweimal im Jahr ein 1- bis 2-wöchiges Basenfasten durchführt.

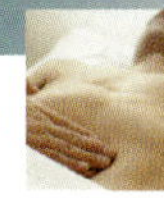

Patientenbericht

Nach mehrmaligem Basenfasten keine Symptome mehr

Eine Patientin, 50 Jahre alt, litt seit dem 19. Lebensjahr an Heuschnupfen. Nachgewiesen wurde ein Allergie auf Weizen und auf verschiedene Gräser. Ihre Saison begann immer Ende April und dauerte den ganzen Sommer über an. Die Symptome wurden von Jahr zu Jahr ausgeprägter: Augenjucken, Niesen, Fließschnupfen und extreme Müdigkeit. In den letzten Jahren hatte sie auch im Winter verstärkt Nasennebenhöhleninfekte, die Nase war ständig verstopft und auch die Gehörgänge waren betroffen.
Während solch einem akuten Nasennebenhöhleninfekt kam sie im Januar 2002 in meine Praxis und nahm im März an einem Basenfastenkurs teil. Begleitend dazu ließ sie einige Darmspülungen durchführen, stellte nach 2 Wochen Basenfasten ihre Ernährung weitgehend nach der 80:20-Regel um und war hoch erfreut, dass die folgende Pollensaison für sie sehr glimpflich ablief.
Im Herbst 2002 nahm sie an einem weiteren Basenfastenkurs teil und berichtete, dass viele ihrer sonstigen Symptome wie Müdigkeit, Verstopfung weg sind und sie ihr Gewicht – 6 kg weniger – gut gehalten hat.
Ende Mai 2003 nahm sie wieder an einem Kurs „Gesundheitserlebnis Basenfasten“ teil und freute sich sehr, dass die diesjährige Saison bislang ohne jedes Heuschnupfensymptom verlief. Ihre Verdauung ist gut und sie fühlte sich fit.
Im Oktober 2003 kam sie wieder in die Praxis und erzählte hocherfreut, dass der Erfolg angehalten hat und sie über die gesamte Saison keinen Heuschnupfen hatte.

Neurodermitis

Neurodermitis gehört wie Pollenallergie und Asthma bronchiale zu den so genannten atopischen Erkrankungen (atopia = griech. das Ungewöhnliche, das Sonderbare). Da es sich um drei Krankheiten handelt, spricht man von der atopischen Trias. Diese Erkrankungen stehen in einem gewissen Zusammenhang: So kann ein Kleinkind an Neurodermitis leiden, im Jugendalter wird dies dann von Heuschnupfen abgelöst; im Erwachsenenalter kann sich noch Asthma dazugesellen. Die Neurodermitis kann zwar nach Auftreten des Asthmas verschwinden, es können aber auch Asthma, Heuschnupfen und Neurodermitis gleichzeitig auftreten – eine Regel gibt es nicht.

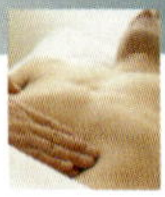

Patientenbericht

Basenfasten hilft bei Hautproblemen

Eine Patientin, 36 Jahre alt, litt seit dem 18. Lebensjahr an Neurodermitis. Neben der Pollenallergie bestanden Pseudoallergien auf Weizen, Zucker, Mandeln, Pistazien, Kirschen, Nektarinen und Äpfel. Seit einem Jahr verschlechterte sich das Hautbild extrem. Die Patientin kam während eines schweren Neurodermitisschubs in meine Sprechstunde. Ich schlug ihr vor, die getesteten Allergene für 6–8 Wochen ganz zu meiden und zunächst 1–2 Wochen Basenfasten zu machen, um die durch die Allergene gereizte Darmschleimhaut zu entlasten.
Nach Weglassen der Allergene und Basenfasten verbesserte sich die Hautsymptomatik ohne Medikamente bereits nach 4 Wochen. Auch die Verdauung funktionierte besser. Weitere 4 Wochen später hatte sie keine Hautprobleme mehr und war überglücklich. Inzwischen isst sie wieder alles, vermeidet aber, die ursprünglich getesteten Allergene in großen Mengen zu essen. Sie ernährt sich nach der 80:20-Regel und erlebt hin und wieder kleine Rückfälle, wenn sie sich zu lange zu sauer ernährt hat. Diese Rückfälle machen ihr im Gegensatz zu früher keine Angst mehr, denn sie weiß nun, wie sie ihre Haut ganz ohne Cortison wieder schnell „in den Griff“ bekommt.

Nahrungsmittelallergien

Die beiden folgenden Beispiele zeigen, wie unterschiedlich sich die Unverträglichkeit auf Nahrungsmittel und die echte Nahrungsmittelallergie auswirken können. Als die Patienten zum ersten Mal zu mir kamen, wussten sie nicht, dass ihre Beschwerden mit Nahrungsmitteln zusammenhängen.

Der zweite, recht ungewöhnlich klingende Fall ist weiter verbreitet als man denkt. Ein Kardiologe aus Wien erzählte mir, dass man das folgende Phänomen dort die „Hochzeitskrankheit“ nennt: Immer wieder werden Menschen, die auf einer Hochzeitsfeier viel zu üppig gegessen haben, mit infarktähnlichen Symptomen in die Notaufnahme gebracht. Sobald sie ihre Gasansammlungen im Bauch losgeworden sind, geht es ihnen wieder besser. Hierzulande wird dies Römheld-Syndrom genannt und eigentlich nicht in Verbindung mit Allergien gesehen. Aber der Fall zeigt, dass hinter einem Römheld-Syndrom auch eine Unverträglichkeit stecken kann.

Basenfasten hilft bei chronischer Müdigkeit

Patientenbericht

Eine Patientin, 36 Jahre alt, kam wegen extremer Müdigkeit zu mir in die Praxis. Sie klagte darüber, dass sie jeden Nachmittag so müde sei, dass sie mit ihren Kindern weder Hausaufgaben noch Spiele machen konnte. Außerdem klagte sie über Muskelschmerzen in den Oberschenkeln – der Verdacht auf eine Fibromyalgie, die ebenfalls mit chronischer Müdigkeit einhergeht – stand im Raum. Der Mora-Allergietest ergab eine Weizenallergie und ich habe ihr eine weizenfreie Kost und eine Entgiftungstherapie, beginnend mit Basenfasten nahe gelegt.
Nach wenigen Tagen Basenfasten stellte sie fest, dass sie leistungsfähiger wurde und nach einer Woche fühlte sie sich bereits wieder so fit, dass sie die Nachmittage locker durchhielt. Da sie während der Basenfastenwoche keinen Weizen zu sich nahm, konnte die Müdigkeit so schnell verschwinden. Müdigkeit ist ein häufig vorkommendes Symptom einer Weizenallergie, kann aber auch auf eine andere Nahrungsmittelallergie hinweisen.
Zunächst fiel es ihr schwer, auf Weizen zu verzichten. Nach Ende der Basenfastenwoche ernährte sie sich nach der 80:20-Regel, ließ aber den Weizen ganz weg. Sie fühlte sich ohne Weizen bald wieder so fit wie früher und auch die Empfindlichkeit an den Beinen verbesserte sich allmählich.

Herzbeschwerden durch Gasansammlung im Darm

Patientenbericht

Eine Patientin, 44 Jahre alt, kam vor 2 Jahren in meine Praxis wegen Infektanfälligkeit und chronischem Durchfall. Nach der Nahrungsaufnahme hatte sie immer starke Blähungen und oft auch Herzrhythmusstörungen.
Mittels Mora-Allergietest hat sich ergeben, dass sie eine Intoleranz auf alle Weizenprodukte hat und so habe ich ihr nahe gelegt, für einige Monate auf Weizen zu verzichten. Der Durchfall wurde unter der Weizenkarenz schnell besser. Das Problem war, dass es ihr sehr schwer fiel, die Ernährung umzustellen und auch zu Basenfasten konnte sie sich nicht durchringen. Sie stellte aber die Ernährung weitgehend nach der 80:20-Regel um und nahm entgiftende und darmsanierende Medikamente ein.
Heute hat sie keinen Durchfall mehr, und nur, wenn sie Weizen in größeren Mengen zu sich nimmt und dabei auch andere Säuresünden begeht, bekommt sie Herzrhythmusstörungen.

Asthma bronchiale

Asthma bronchiale ist eine chronisch entzündliche Erkrankung der Atemwege. Es gibt ein allergisches und ein nichtallergisches Asthma, was in der Praxis selten klar zu trennen ist. Asthma bronchiale gehört zu den allergischen Erkrankungen, die mit Abstand am schwersten zu behandeln sind. Das liegt unter anderem daran, dass Asthma selten alleine auftritt, sondern meist zusammen mit Hausstaubmilbenallergien, Schimmelpilzallergien, Pollenallergien und/oder Nahrungsmittelallergien.

Gut zu wissen

Symptome bei Asthma

- Atemnot
- Husten
- Giemen
- Schleimbildung
- Engegefühl
- Angst

Die Beschwerden können das ganze Jahr über oder nur zu einer bestimmten Jahreszeit auftreten. So können die asthmatischen Beschwerden nur während der Pollensaison auftreten, wenn gleichzeitig eine Pollenallergie besteht.

Patientenbericht

Langfristige Ernährungsumstellung

Eine Patientin, 35 Jahre alt kam im Herbst 2002 zu einem Basenfastenkurs in meine Praxis. Sie litt seit 1996 unter Bronchialasthma und Infektanfälligkeit. Auch wurden bei ihr Allergien auf Tierhaare, Pollen, Weizen, Zucker, Milchprodukte und Zigarettenrauch festgestellt. Zu Beginn des Basenfastenkurses befand sie sich in einem sehr schlechten Allgemeinzustand und klagte vor allem über massive Atembeschwerden.

Unter Basenfasten erlebte sie in den ersten Tagen ein Auf und Ab ihrer Atembeschwerden. Nach etwa 14 Tagen stellte sich eine deutliche Verbesserung ihrer Atmung ein. Nach dem Basenfasten fühlte sie sich deutlich besser, hatte aber immer wieder Phasen, in denen sie verstärkt unter Atemnot litt und auch sehr viel Schleim produzierte. Der zusätzliche Einsatz eines Mineralsalzes nach Dr. Schüßler entkrampfte ihre Bronchialmuskulatur so weit, dass sie nach kurzer Zeit wieder frei ein- und ausatmen konnte. Ihre Ernährung hat sie seit dem Basenfasten nach der 80:20-Regel umgestellt. Sie berichtet immer wieder, dass sie inzwischen „Säuresünden" sofort in Form von Atemnot spürt. Insbesondere auf Milchprodukte, die eben neben der Säure auch Schleim bilden, reagiert sie asthmatisch – also mit Atemnot.

Es versteht sich, dass ein so komplexes Krankheitsbild wie Bronchialasthma, besonders, wenn es wie in diesem Beispiel an verschiedene Allergien gekoppelt ist, nicht mit 2 Wochen Basenfasten wegzupusten ist. In diesen Fällen ist eine langfristige Ernährungsumstellung und der gezielte Einsatz eines homöopathischen Medikamentes oder wie hier eines Mineralstoffes nach Dr. Schüßler unerlässlich.

Unverträglichkeit von Zahnmaterialien

Es gibt natürlich auch Fälle, bei denen mit einer Entsäuerung von Seiten der Ernährung, wie das bei Basenfasten der Fall ist, nicht allzu viel erreicht wird. Das ist dann der Fall, wenn die Einwirkung der unverträglichen Substanz so massiv ist, dass der ständige Reiz viel stärker ist als die Entsäuerung und diese Substanz außerdem noch eine Giftwirkung hat. Bei Menschen, die viele verschiedene Zahnersatzmaterialien im Mund haben und bei Menschen, die beruflich mit diesen Stoffen konfrontiert werden, kann eine Unverträglichkeit ein echtes Problem werden.

Patientenbericht

Lebensveränderungen können nötig werden

Eine Patientin, Leiterin eines zahntechnischen Labors, litt seit Jahren unter stark ausgeprägten Handekzemen, besonders im Bereich des linken Mittelfingers. Sie kam zu einem Basenfastenkurs, fühlte sich sehr wohl, nahm einige Kilogramm ab, aber das Handekzem wurde nur ein wenig besser. Ein Allergietest nach der Mora-Methode ergab Unverträglichkeiten auf eine von ihr verwendete Keramik. Homöopathische Entgiftung, Bioresonanztherapie und Basenfasten brachten leichte Verbesserungen – aber die Giftwirkung dieser Keramik übertraf doch immer wieder die Heilwirkung. Dazu kam eine enorme berufliche Stresssituation, die den Heilprozess zusätzlich behindert.

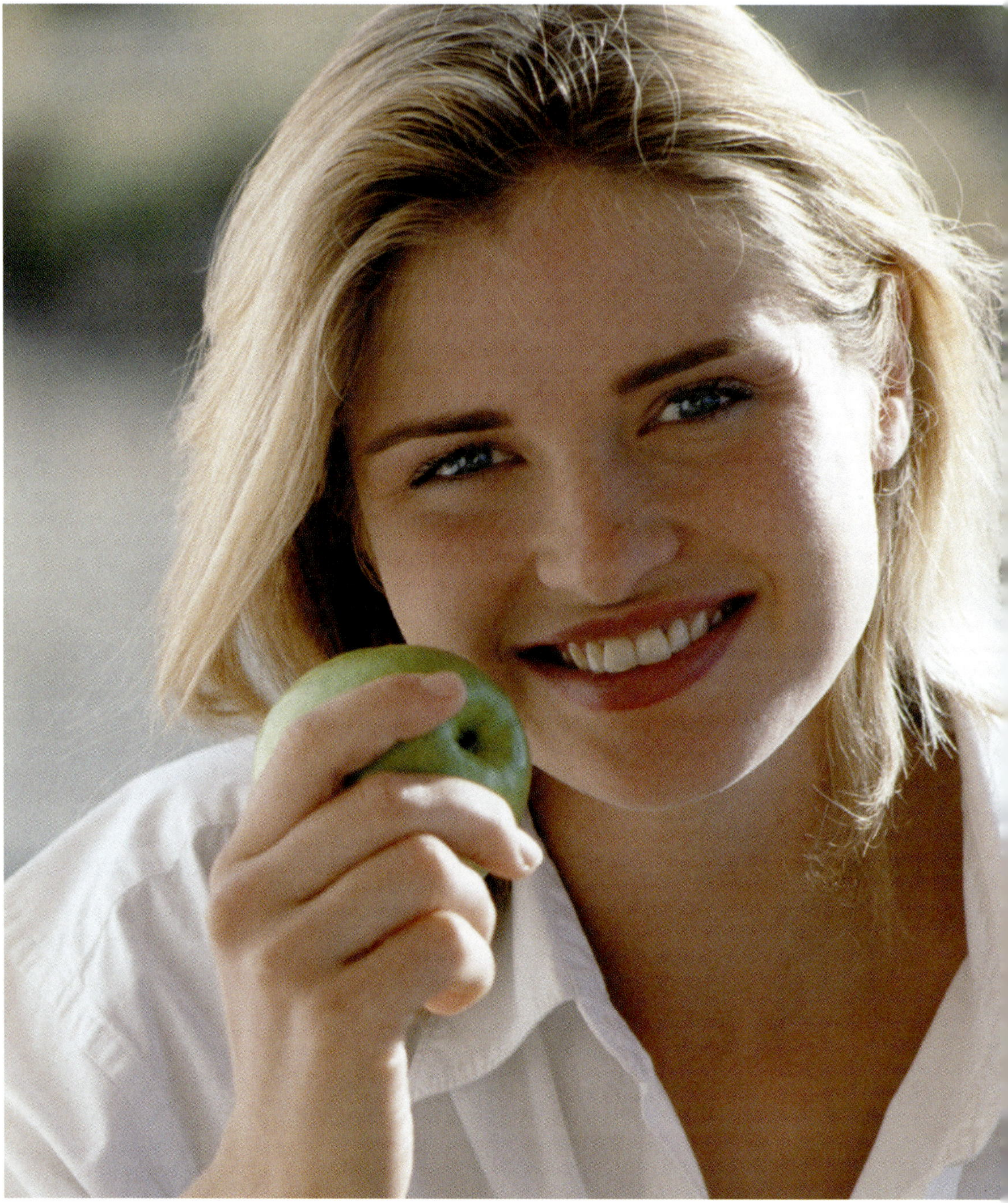

Basenfasten für Allergiker

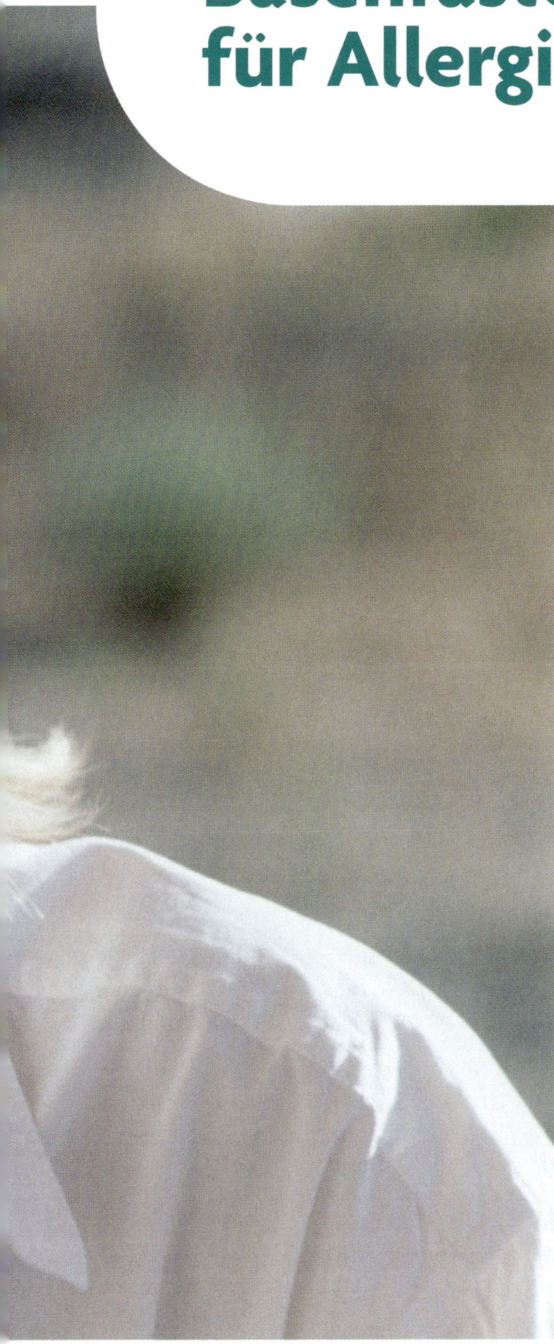

Jede Allergie ist über die Ernährung positiv oder negativ zu beeinflussen. Dass der Ansatz einer Allergiebehandlung auch bei der Ernährung gefunden werden kann, ist vor allem für die Allergiker neu, die nicht explizit an einer Nahrungsmittelallergie leiden. Basenfasten ist eine milde Variante des klassischen Fastens, bei der Essen erlaubt ist – und zwar alles, was der Körper basisch verstoffwechseln kann, denn Säurebildner sind für die Zeit des Basenfastens tabu! Allein durch den Verzicht auf Säurebildner erleben viele Allergiker einen „Aha-Effekt", denn die Entlastung, die durch das Weglassen eintritt, ist oft enorm.

Fasten schafft Entlastung bei Allergien

Fasten – der freiwillige Verzicht auf Nahrungsaufnahme für einen begrenzten Zeitraum – gehört zu den bewährtesten Methoden, seine Gesundheit zu erhalten oder wieder zu erlangen. Durch den Verzicht auf Nahrung wird der Stoffwechsel entlastet, denn er muss sich nicht um die Verdauung der zugeführten Nahrung kümmern.

INFO

Wenn keine Nahrung zugeführt wird, kann der Stoffwechsel diese Zeit nutzen und „Altlasten“ entsorgen – Stoffe, die aufgrund des ständigen Überangebots an Nahrung nicht abtransportiert werden konnten.

Der Stoffwechsel hat allerdings auch dann eine Menge Arbeit zu verrichten, wenn wir nichts essen. Alle körperlichen Vorgänge – wenn wir uns bewegen, wenn wir denken, wenn wir atmen – erfordern Stoffwechselarbeit, bei der Abfallprodukte anfallen. Wenn wir über einen längeren Zeitraum zu viel – meist Säurebildner – essen, dann können nicht alle anfallenden Abfallprodukte ausgeschieden werden. Diese zurückgebliebenen Abfallprodukte werden zwischengelagert. Während des Fastens können diese Abfallprodukte wieder ausgeschieden werden, weil nicht ständig etwas Neues aus der Nahrung nachrückt.

So führt allein das Weglassen von Nahrung zu einer enormen Entlastung des Organismus – und genau das braucht ein Allergiker! Dieser Abtransport kann völlig problemlos verlaufen, es kann aber auch zu einem „Zuviel“ an Abtransport kommen und der Fastende bekommt so genannte Heilreaktionen, z. B. Kopfschmerzen, Schwindel, Blutdruckabfall. Diese Reaktionen sind meist auf ein oder zwei Tage beschränkt. Bei Menschen, die an Allergien leiden, können diese Heilreaktionen so heftig sein, dass sie die Fastenwoche abbrechen müssen. Meist äußern sich die Heilreaktionen in einer Verstärkung der allergischen Symptome, was besonders bei Asthma sehr unangenehm ist. Nicht ohne Grund raten erfahrene Fastenärzte zu einer stationären Fastenkur, wenn man chronisch krank ist – und eine Allergie ist eine chronische Erkrankung. Viele Kliniken und Kurhäuser bieten stationäre Fastenkuren an – so die Klinik Buchinger in Bad Pyrmont. Wer lieber zu Hause fasten möchte, für den ist Basenfasten eine echte Alternative.

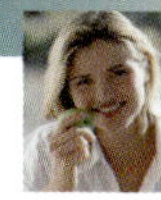

Basenfasten – Entlastung mit Genuss

Basenfasten ist eine milde Variante des klassischen Fastens. Bei dieser Fastenart ist Essen erlaubt – und zwar alles, was der Körper basisch verstoffwechseln kann. Dadurch läuft die Stoffwechselarbeit wie gewohnt weiter. Das hat den Vorteil, dass die Ausscheidung der oben beschriebenen Altlasten wesentlich langsamer und schonender abläuft. Somit kommt es beim Basenfasten nur in Ausnahmefällen zu Heilkrisen.

INFO

Basenfasten ist der freiwillige Verzicht auf säurebildende Nahrungsmittel für ein oder zwei Wochen.

Basenfasten geht zwar langsamer und schonender an die Ausscheidung von Giftstoffen heran – die Entsäuerung und Entgiftung, die durch eine oder zwei Basenfastenwochen erreicht werden, ist jedoch genauso schnell und so effektiv wie bei einer radikaleren Methode. Basenfasten ist zudem viel leichter durchzuführen und vor allem für Allergiker und chronisch Kranke sehr gut verträglich. Denn: Sie dürfen alles essen, was im Organismus basisch verstoffwechselt wird, Sie dürfen satt werden und sich wohl fühlen.

Lassen Sie sich im Rezeptteil ab Seite 97 überzeugen, dass das Weglassen der „leckeren" Säurebildner nicht dazu führt, dass Sie nur noch langweilige Gemüsegerichte essen dürfen. Basenbildner sind alles andere als langweilig und es gibt köstliche, 100% basische Gerichte. Viele meiner Fastenkursteilnehmer schwärmen so vom basischen Frühstück oder von anderen Basengerichten, dass sie diese nach der Fastenwoche in ihren Alltag integrieren.

INFO

Säurebildner sind für die Zeit des Basenfastens tabu.

Das Weglassen der Säurebildner hat für Allergiker den großen Vorteil, dass die wichtigsten Nahrungsmittelallergene wie Kuhmilch, Weizen, Roggen und Zucker wegfallen. Allein dadurch erleben viele Allergiker einen „Aha-Effekt", denn die Entlastung, die durch das Weglassen eintritt, ist oft enorm. Da Milch, Käse, aber auch Getreide schleimbildend sind, ist vor allem für Pollenallergiker und Asthmatiker oft eine sofortige Erleichterung spürbar.

Welche Nahrungsmittel sind beim Basenfasten tabu?

Während des Basenfastens wird auf alle säurebildenden Nahrungsmittel verzichtet. Schauen wir uns die Gruppe der Säurebildner an, dann wird schnell klar, dass leider alles, was uns lecker erscheint, auch säurebildend ist: Fleisch, Wurst, Käse, Schokolade, Kuchen, Eis, Kaffee, Schwarztee, Limonaden, Eier – ja sogar Milch, Milchprodukte und Brot.

Nun gibt es unter den Säurebildnern solche, die im Körper zu Säuren abgebaut werden und solche, die zu Säuren abgebaut werden und dem Körper zusätzlich basische Mineralien entziehen. Die Letzteren werden Säureerzeuger genannt, denn sie wirken doppelt sauer.

Gut zu wissen

Nahrungsmittel, auf die beim Basenfasten verzichtet wird

1. Säurebildner
- Alle Fleisch- und Wurstwaren, Fleischbrühe; Fisch; Schalentiere
- Senf und Essig
- Milchprodukte: alle Käsesorten, Quark, Jogurt, fettarme Milchprodukte, pasteurisierte Milch
- Ei, Eiweiß (Dotter allein reagiert basisch)
- Hülsenfrüchte, Spargel, Rosenkohl, Artischocken
- Alle Nüsse außer Mandeln und frische Walnüsse
- Kohlensäurehaltige Getränke (auch Mineralwässer)
- Vollkornprodukte

2. Säureerzeuger
Sie wirken nicht nur sauer, sondern entziehen dem Körper auch wertvolle Mineralien (= Basen):
- Süßigkeiten, Eis
- Andere Produkte mit Fabrikzucker
- Alle Weißmehlprodukte; auch graue Brötchen
- Teigwaren, geschälte und polierte Getreide
- Polierter Reis
- Gehärtete, raffinierte Fette und Öle, gewöhnliche Margarine, billige Salatöle
- Bohnenkaffee, schwarzer Tee, Limonaden, Cola, Alkohol

3. Außerdem:
- Butter, Sahne
- Nüsse außer Mandeln
- Knoblauch
- Grüner Tee, Früchtetee, Rooibostee, Matetee

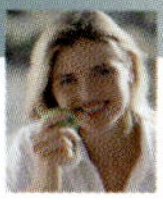

Und das alles dürfen Sie während des Basenfastens essen

Die folgenden Listen enthalten nun alle Nahrungsmittel, die basisch verstoffwechselt werden und die während des Basenfastens erlaubt sind. Es gibt auch einige Lebensmittel, die zwar basisch sind, z. B. Sojaprodukte, die aber für Basenfasten nicht geeignet sind, da sie schwer verdaulich sind.

INFO

Vorsicht bei Allergien: Auch wenn alle hier und auf der folgenden Seite genannten Nahrungsmittel basisch sind – essen Sie bitte nur die Nahrungsmittel, die Sie auch tatsächlich vertragen!

Gut zu wissen

Basenspendende Nahrungsmittel

Obst
Äpfel
Ananas
Aprikosen
Avocado
Bananen
Baumerdbeeren (Tamarillos)
Birnen
Brombeeren
Datteln
Erdbeeren
Feigen
Heidelbeeren
Himbeeren
Johannisbeeren
Kirschen
Kiwis
Litschis
Mangos
Melonen
Minneolas (eine Art Orangenmandarine)
Mirabellen
Nektarinen
Papayas
Pfirsiche
Pflaumen
Quitten
Reineclauden
Rosinen
Stachelbeeren
Trauben
Trockenobst, ungeschwefelt

Gemüse
Auberginen
Blumenkohl
Brokkoli
Butterrüben
Carli Paprika
Chinakohl
Chicoree, roter und weißer
Dolma Paprika
Eiszapfen
Erbsen, frisch
Fenchel
Frühlingszwiebeln
Grünkohl
Gurke
Karotten
Kartoffeln
Knollensellerie
alle Kürbisarten
Lauch
Mangold
Navets
Rübchen
Paprika, grün, rot, gelb
Pastinaken
Petersilienwurzel
Rote Beete
Rotkohl
Schalotten
Schwarzer Rettich
Schwarzwurzel
Spitzkohl
Staudensellerie
Stielmus
Süßkartoffeln
Topinambur
Weißkohl
Zucchini
Zwiebeln

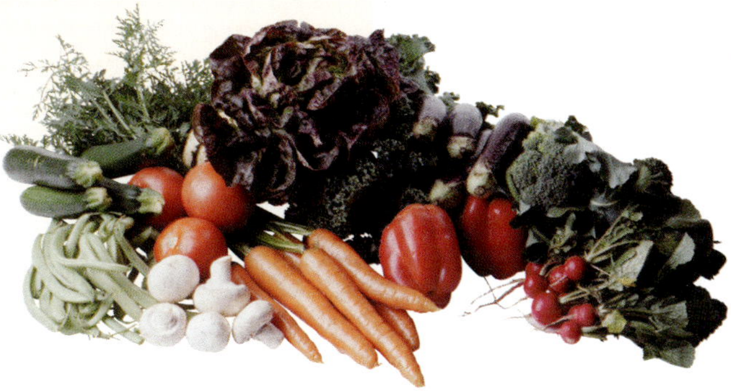

Gut zu wissen

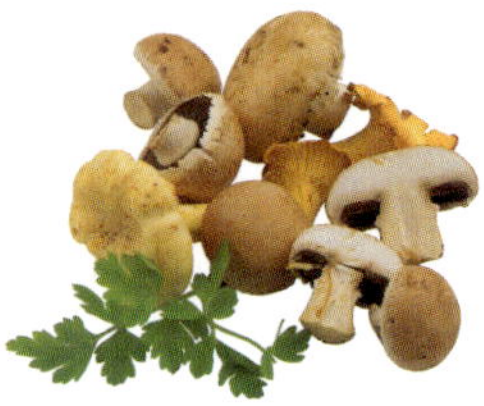

Basenspendende Nahrungsmittel (Fortsetzung)

Pilze
Austernpilze
Champignons
Egerlinge
Herbst-
trompeten
Igel-Stachelbart
(Pom-Pom blanc)
Krause Glucke
Morcheln
Pfifferlinge
Portabella-Pilze
Samtfußrüpli
Semmelstoppler
Shiitake
Trüffel

Salate, Kräuter
Basilikum
Bataviasalat
Bibernell
Bohnenkraut
Borretsch
Brennnessel
Brunnenkresse
Chinakohl
Chicoree, rot und
weiß
Dill
Eichblattsalat
Eisbergsalat
Eistropfen
Endivien
Feldsalat
Fenchel
Frische Sprossen
Friseesalat
Gänseblümchen
Gartenkresse
Glattpetersilie
Junger Spinat
Kamille
Kapuzinerkresse
Kardamom
Kerbel
Kopfsalat
Kümmel
Kurkuma
Lattich
Lavendelblüten
Liebstöckel
Löwenzahn
Majoran
Melde
(span. Spinat)
Melisse
Orchideensalat
Oregano
Petersilie
Pfeffer
Pfefferminze
Postelein
(Portulak)
Romanasalat
Rosmarin
Rukola (Rauke)
Salbei
Sauerampfer
Schnittlauch
Sellerieblätter
Thymian
Winterkresse
Ysop
Zitronenmelisse
Zitronenthymian

Sprossen
Gartenkresse
Winterkresse
Rote Kresse
Sonnenblumen-
kerne
Sojabohnen
Mungobohnen
Adzukibohnen
Luzerne (Alfalfa)
Radieschen
Rettich
Kichererbsen
Linsen
Leinsamen
Rukola
Buchweizen
Weizen
Roggen
Hafer
Senf
Bockshornklee

**Sonstige
Nahrungsmittel**
Blütenpollen
(Vorsicht bei Pol-
lenallergien!)
Erdmandel-
flocken
Frische Walnüsse
Kanne Brottrunk
Leinsamen
Mandeln
Mandelmus
Sesam

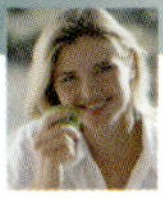

Kräuter

Frisch gekeimte Sprossen und frische Kräuter sind die direkteste und sicherste Art, die Vitamin- und Mineralstoffversorgung sicherzustellen – sie stellen jedes Vitamin- und Mineralpräparat in den Schatten! Viele Allergiker werden nun sagen: „Aber ich bin gegen Kräuter allergisch! Ich esse lieber gar keine Kräuter." Zwar tauchen immer wieder Allergien gegen Kräuter auf, das ist aber kein Grund, gleich alle Kräuter zu verdammen. Lassen Sie sich austesten – beim Allergologen oder mittels des auf Seite 29 beschriebenen Mora-Allergietests. Die Kräuter, gegen die Sie dann wirklich allergisch sind, sollten Sie während des Basenfastens meiden. Sie werden feststellen, es sind nur wenige, die Sie meiden müssen.

INFO

Streuen Sie zu jedem Salat 2–3 Esslöffel geschnittene oder gehackte frische Kräuter Ihrer Wahl und Verträglichkeit über jedes Carpaccio, jedes Gemüse und jede Suppe 1–2 Esslöffel. So sind Sie optimal mit Mineralien versorgt! Frischer und direkter geht es nicht.

Sprossen

Als Sprossen bezeichnet man die gerade gekeimten Samen verschiedener Pflanzenarten. Streng botanisch gesehen nennt man sie Keimlinge. Jedem bekannt ist die Gartenkresse, die man in frisch gekeimter Form in Schälchen inzwischen in jedem Supermarkt kaufen kann. Die „Keimerei" geht aber weit über die Gartenkresse hinaus. Im Prinzip kann man jeden Samen keimen, sofern die Pflanze nicht giftig ist.

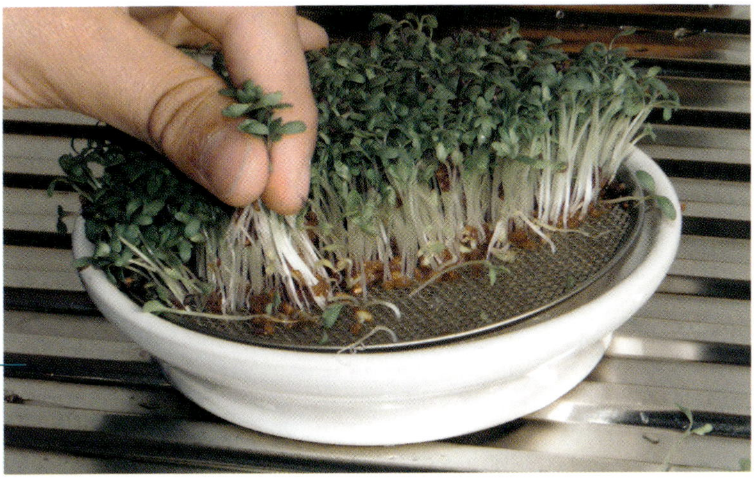

Sprossen und Keime sind eine wertvolle Bereicherung der basischen Küche – und leicht verfügbar, wenn sie selbst gezogen werden

Wenn Sie „Anfänger“ sind, sollten Sie, um Frust zu vermeiden, die leicht zu keimenden Samen verwenden, die Sie mit der einfachen Keimglasmethode innerhalb von 2–3 Tagen an der Fensterbank ziehen können. Dazu eignen sich besonders Linsen, Sonnenblumenkerne und Kichererbsen. Keimgläser, Schalen und Samen bekommen Sie in allen Naturkostläden, Reformhäusern und übers Internet bei www.keimling.de

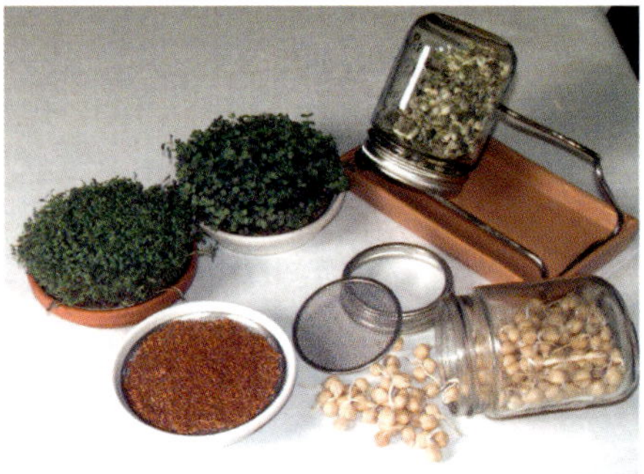

Mit dem richtigen „Werkzeug“ ist das Ziehen der Sprossen kein Problem.

Wie funktioniert das Keimen? Ganz einfach – Sie geben 1–2 Esslöffel der Samen in ein Keimglas und weichen die Samen einige Stunden ein. Danach schütten Sie das Einweichwasser aus. Keimgläser haben einen Plastik- oder Metalldeckel mit Sieb, um die nun folgenden Spülvorgänge zu erleichtern. Stellen Sie das Keimglas nun kopfüber auf ein Geschirrabtropfgestell, damit alles Wasser abtropfen kann. Nun werden die Samen, je nach Jahreszeit, 1- bis 2-mal am Tag durchgespült. Bei vielen Samen zeigen sich schon am zweiten oder dritten Tag die Keimlinge. Sobald die Samen gekeimt sind, können Sie diese verzehren. Auch wenn die Keimlinge bereits grün sind, schmecken sie noch gut. Auf diese Weise können auch Samen gekeimt werden, die eigentlich zu den Säurebildnern gehören wie Kichererbsen, Linsen, Weizen und andere Getreidesorten.

Gut zu wissen

Sprossen und Kräuter

Im Winter sind Sprossen *die* Vitamin- und Mineralstoffspender überhaupt. Wenn Sie sich Sprossen auf der Fensterbank selbst ziehen, haben Sie immer knackig frische Lebensmittel in der kalten Jahreszeit.
Im Sommer sollten Sie garten- oder balkonfrische Kräuter den Sprossen vorziehen. Sprossen sind bei heißem Wetter sehr pflegeaufwändig und müssen mehrmals täglich gespült werden, damit sie nicht faulig werden.

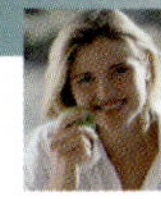

Was Allergiker beim Basenfasten beachten sollten

Prinzipiell kann ein Allergiker genauso Basenfasten praktizieren wie ein gesunder Mensch. Erfahrungsgemäß reagieren Allergiker jedoch häufig mit Unverträglichkeiten auf Lebensmittel. Diese Unverträglichkeiten können sich im Laufe der Zeit auch ändern, so dass die wenigsten Allergiker ganz genau wissen, was sie nun gerade vertragen und was nicht.

So gesund basisch verstoffwechselbare Lebensmittel auch sind – wer an Allergien leidet, sollte mit Neuem immer etwas behutsam umgehen. Selbst wenn Sie nicht an einer Lebensmittelallergie leiden, sondern „nur" an Heuschnupfen oder Hausstaubmilbenallergie – beachten Sie bitte einige Vorsichtsmaßnahmen. Halten Sie sich an die 10 goldenen Wacker-Regeln für Allergiker (s. Seite 74). Wenn Sie feststellen, dass Sie Basenfasten unter Einhaltung der goldenen Regeln vertragen, dann können Sie gerne etwas weniger streng – aber bitte basisch – verfahren.

Gut zu wissen

Keine Experimente!

Machen Sie während des Basenfastens keine Experimente! Essen Sie nur Lebensmittel, von denen Sie sicher sind, dass Sie diese auch vertragen.

Es kann gut sein, dass Sie nach 2 oder 3 Wochen Basenfasten erstaunt feststellen, dass Sie plötzlich wieder Gemüsesorten vertragen, die Sie bislang nicht einmal anfassen konnten. Das hat damit zu tun, dass die Entsäuerung und damit die allgemeine Entlastung, die durch das Basenfasten eintritt, die Toleranz im Organismus erhöht.

Aber zunächst einmal muss die Entlastung erreicht werden und in dieser Zeit ist ein allergischer Organismus noch sehr intolerant. In Bezug auf die Verträglichkeit von Basenfasten sollten Sie daher die folgenden Regeln beachten:

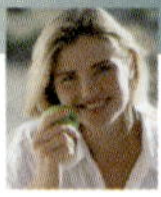

Die 10 goldenen Wacker-Regeln für Allergiker

Schon in unserem ersten Buch „Gesundheitserlebnis Basenfasten“ haben wir die „8 goldenen Wacker-Regeln“ besprochen. Weil sie für den Erfolg des Basenfastens so wichtig sind, finden Sie diese Regeln, für Allergiker um zwei neue erweitert, hier noch einmal aufgeführt.

Bevor Sie sich in das Vergnügen des Basenfastens stürzen, lesen Sie bitte aufmerksam die folgenden Hinweise durch, damit Sie möglichst viel vom Basenfasten profitieren.

☞ **Regel 1**

Vorsicht im Umgang mit Rohkost!

Rohkost ist die gesündeste Art, Gemüse und Obst zu essen. Voraussetzung dafür ist ein ideal funktionierender Verdauungsapparat. Der zivilisationsgeschädigte Mensch verträgt allerdings reine Rohkost oft schlecht oder gar nicht. Auch Menschen, die aus anderen Gründen einen empfindlichen Darm, Lebensmittelallergien oder Unverträglichkeiten haben, sollten mit Rohkost vorsichtig sein. Es ist immer besser, Sie essen das, was Ihr Verdauungsapparat zur Zeit auch verarbeiten kann, als etwas, was Ihnen Schmerzen oder Probleme bereitet. Nach einer Basenfastenwoche und anschließender Ernährungsumstellung erleben viele Menschen, dass sie Rohkost wieder besser vertragen.

☞ **Regel 2**

Essen Sie generell Obst und rohes Gemüse nur bis 14 Uhr!

Obst und rohes Gemüse sind nach 14 Uhr schwerer verdaulich, essen Sie daher Rohkost nur bis 14 Uhr.
Vermeiden Sie auch, Rohkost nach einer gekochten Kost zu essen. Die Verdauungszeiten von Rohkost, vor allem Obst, und gekochter Kost sind anders und es kann deshalb leicht zu Blähungen kommen. Vor allem Obst, nach einer warmen Mahlzeit gegessen, führt gerne zu Gärungen und dadurch bedingt zur Gasbildung, die sehr unangenehm sein kann. Oft habe ich erlebt, dass Patienten davon überzeugt waren, dass sie auf Obst generell Blähungen bekommen, bis sie merkten, dass dies nur dann der Fall war, wenn sie Obst am Nachmittag oder am Abend gegessen haben.
Salat aus Rohkost am Abend belastet die Stoffwechselprozesse der Leber, die in der Nacht besonders aktiv sind.

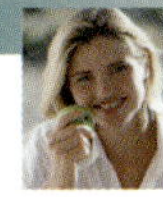

Regel 3

Essen Sie möglichst die letzte Mahlzeit am Abend vor 18 Uhr!

Wie schon gesagt ist der Stoffwechsel der Leber in der Nacht besonders aktiv. Auch andere Entgiftungsorgane arbeiten am Abend und in der Nacht. Spätes und schwer verdauliches Essen behindert die allnächtliche Entgiftung und Entsäuerung des Organismus. Außerdem macht spätes Essen dick! Sie tun sich also gleich mehrere Gefallen, wenn Sie die Regel 3 beachten.

Regel 4

Bereiten Sie die Gemüse so naturbelassen wie möglich zu!

Die schonendste Art der Gemüsezubereitung ist Garen und Dünsten, bis das Gemüse „al dente", also noch bissfest ist. Anbraten sollte man so wenig wie möglich und wenn, dann nur kurz. Je länger Gemüse gekocht oder gedünstet wird, umso wertloser wird es für unseren Körper.
Eine Möglichkeit, Gemüse schonend zu garen, ist der „Gemüsedämpfer", ein Edelstahltopf mit einem Siebeinsatz, in dem das Gemüse nur durch den Dampf gegart wird. Dadurch, dass das Gemüse nicht im Wasser liegt, werden Mineralien nicht ausgeschwemmt und das Gemüsearoma ist intensiver. Auf Seite 87 finden Sie diese Methode näher beschrieben und im Rezeptteil ab Seite 116 leckere Rezepte dazu.

Regel 5

Essen Sie so wenig wie möglich und nur so viel wie nötig!

Basenfasten wird erst dann zum Gesundheitserlebnis, wenn Sie selbst ein Gefühl dafür entwickeln, wie viel Essen Sie jetzt gerade brauchen, damit Sie sich wohl fühlen; deshalb wird auch bei den Rezepten recht locker mit den Mengenangaben umgegangen. Es ist Ihnen also im Prinzip freigestellt, ob Sie 2 oder 5 Kartoffeln essen. Aber auch wenn basische Kost noch so gesund sein mag – zu viel schadet immer.
Halten Sie es mit dem großen Naturarzt Paracelsus, der zu sagen pflegte: „Dosis facit venenum" – die Menge macht das Gift. Versuchen Sie es mit einer kleinen bis mittleren Portion und hören Sie auf, *bevor* Sie sich richtig satt fühlen. Das Sättigungsgefühl setzt dann meist erst nach einigen Minuten ein. Auf diese Art entlasten Sie den Stoffwechsel ebenfalls, denn auch basische Kost verlangt vom Körper Verdauungsarbeit.

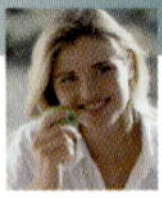

Regel 6

Mischen Sie nicht zu viele Nahrungsmittel in einer Mahlzeit!

Für den Darm ist es viel entlastender, wenn er nicht ständig eine Vielfalt von Nahrungsangeboten bekommt. Entlasten heißt auch: Einfacher essen, d. h. nicht so viel mischen und durcheinander essen. Dazu kommt: Wenn Sie immer nur 2 oder 3 Gemüsesorten wählen, dann haben Sie wesentlich mehr Geschmackserlebnis, als wenn Sie 5 oder mehr Sorten mischen. Im Falle einer Unverträglichkeit einer Obst- oder Gemüsesorte fällt es Ihnen so auch leichter, das unverträgliche Lebensmittel herauszufinden.

Regel 7

Würzen Sie bitte nur sehr dezent!

Wenn Sie wenig würzen und das Gemüse schonend – etwa im Gemüsedämpfer – zubereiten, dann haben Sie ein viel vollkommeneres Geschmackserlebnis, weil der Eigengeschmack des Gemüses mehr hervortritt. Wenn Sie zu stark würzen, irritiert das Ihre Geschmacksnerven und lässt Sie das Gefühl für Sättigung verlieren.

Salz sollte so sparsam wie möglich eingesetzt werden. Besser ist es, ein Kräutersalz ohne Geschmacksverstärker wie Glutamat oder Kräuter zu benutzen. Frische Kräuter haben den intensivsten Geschmack und darüber hinaus einen höheren Vitamingehalt. Auch frische Sprossen dienen der Geschmacksverfeinerung.

Regel 8

Essen Sie keines dieser Gerichte, wenn Ihnen gerade nicht danach ist!

Ich erlebe immer wieder Menschen, die sich in völliger Begeisterung über eine neue Idee – in diesem Fall Basenfasten – so sehr darauf einlassen, dass sie ihre eigenen Bedürfnisse völlig überhören und dann Nahrungsmittel essen, die ihnen eigentlich zuwider sind. So wird Basenfasten kein Gesundheitserlebnis und die Erfolge halten auch nicht lange an!

Wählen Sie Rezepte aus mit Obst- und Gemüsesorten, die Sie schon immer mochten und tasten Sie sich dann allmählich in unbekannte Gemüse- und Rezeptwelten vor. Jede tiefe innere Abneigung erzeugt eine Art von Stress, die den Körper auch sauer macht. Und das ist gar nicht im Sinne meines Buches!

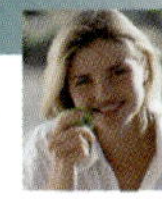

Regel 9

Essen Sie reifes Obst und Gemüse im Verhältnis 20:80!

Diese Regel ist vor allem wichtig, wenn Sie einen empfindlichen Magen und Darm haben und leicht zu Blähungen neigen.
Der Anteil von Obst am Gesamtessen sollte pro Tag 20% nicht überschreiten; der Anteil von Gemüse sollte dementsprechend bei 80% liegen. Dabei sollte die Obstmahlzeit am Vormittag liegen, die Gemüsemahlzeiten am Mittag und am Abend.
Das Obst und das Gemüse sollte reif sein, denn nur reifes Obst und Gemüse werden basisch verstoffwechselt.
Warum ist es wichtig, dass Sie mengenmäßig deutlich mehr Gemüse als Obst zu sich nehmen? Obst enthält sehr viel Zucker, viel Wasser und wird dadurch auch schneller durch die Verdauungswege geschleust als Gemüse. Trifft das Obst im Darm auf noch nicht verdautes Gemüse (oder im Falle von Nichtbasenfasten auf Käse, Fleisch und Wurst), dann fängt das Obst an zu gären. Das liegt auch am hohen Zuckergehalt des Obstes. Diese Gärung erzeugt Blähungen, unter deren unangenehmen Auswirkungen viele Menschen leiden. Das ist insbesondere dann der Fall, wenn die Bakterienzusammensetzung im Darm nicht in Ordnung ist – man spricht dann von einer Dysbiose. Nicht selten liegt in solchen Fällen auch ein Befall der Darmwände mit Pilzen – meist aus der Gattung Candida oder Penicillium – vor. Da diese Lebewesen sich von Zucker ernähren, kann so ein Teufelskreis entstehen. Das heißt nicht, dass zuckerhaltige Lebensmittel wie Obst völlig gemieden werden müssen! Diese Lebensmittel sollte man nur etwas moderater einsetzen.

INFO

Im Sommer vertragen viele Menschen einen höheren Obstanteil in der Nahrung als im Winter. Das mag daran liegen, dass der Stoffwechsel im Sommer generell aktiver ist und dadurch Obst leichter verdaut werden kann.

Regel 10

Kauen Sie gründlich!

Keine Regel wird so wenig beachtet wie diese. Dabei kennt eigentlich jeder den Spruch: „Gut gekaut ist halb verdaut".
Was heißt gründlich kauen? Nehmen wir einen dünnen Apfelschnitz – 2 cm dick – als Beispiel: Sie sollten ihn mindestens 30-mal kauen. Fortgeschrittene schaffen 60- bis 80-mal!
Es sind zwei Dinge, die Sie durch gutes Kauen erreichen: Zum einen beginnt die Verdauung im Mund. Je länger Sie kauen und damit den Apfel einspeicheln, umso besser wird er vorverdaut und umso besser kann er im Darm weiterverarbeitet werden. Wenn Sie lange und gründlich kauen, werden sich auch weniger Blähungen entwickeln. Außerdem essen Sie so automatisch weniger. Denn es ist sehr zeitaufwändig und anstrengend, richtig zu kauen. Und es macht schneller satt.

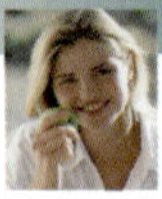

Häufig gestellte Fragen

- **Ich vertrage so wenig Obst- und Gemüsesorten – wie soll ich da basenfasten?**

Grundsätzlich gilt: Essen Sie zu Beginn und während des Basenfastens nur die Lebensmittel, die Sie gut vertragen. Wenn Sie derzeit nur wenige Obst- und Gemüsesorten vertragen, dann sollten Sie sich zunächst auf diese Sorten beschränken. Sie werden erstaunt sein, wie schnell sich der Organismus entlastet und toleranter gegenüber „unverträglichen“ Nahrungsmitteln wird. Oft verbergen sich hinter solchen Allergien Nahrungsmittelunverträglichkeiten, die eine Art Trittbrettfahrerfunktion haben. Sobald das Hauptallergen – und das ist meist ein Säurebildner wie Milch oder Weizen – wegbleibt, verschwinden die Trittbrettfahrer. Im Zweifelsfall sollten Sie entsprechende Tests durchführen lassen, um die Art Ihrer Unverträglichkeiten herauszufinden.

- **Muss ich den Darm reinigen – ich habe doch eine gute Verdauung?**

Ob Sie eine gute Verdauung haben oder nicht, hat mit der Darmreinigung während einer Fastenkur nichts zu tun. Während des Basenfastens wird, wie beim Heilfasten, der Entgiftungsprozess im Körper angeregt. Die dabei mobilisierten Stoffwechselprodukte, Schlacken und Abfallstoffe können durch die Darmreinigung den Körper schneller verlassen – und das erhöht den Effekt des Basenfastens!

- **Wie soll ich den Darm reinigen – mein Darm ist so empfindlich?**

Wie Sie den Darm reinigen, bleibt Ihnen überlassen. Die Methoden zur Darmreinigung finden Sie ab Seite 90 beschrieben und sehr ausführlich in unserem Basisbuch „Gesundheitserlebnis Basenfasten“. Wenn Sie einen empfindlichen Darm haben, würde ich von Glauber- oder Bittersalz abraten. Darmspülungen mit Wasser sind viel schonender.

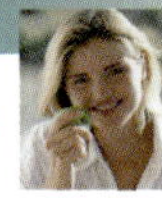

Wie komme ich zu meinem Calcium, wenn ich gar keine Milch trinken soll?

Das ist eine Frage, die angesichts der großen Milch-Calcium-Kampagnen die Gemüter bewegt. Es ist jedoch keineswegs so, dass nur Milchprodukte so viel Calcium enthalten. Frische Kräuter, Keimlinge, Mandeln und Sesam – alles basisch – enthalten ein Vielfaches an Calcium! Wenn Sie die Basenküche abwechslungsreich gestalten und viele Kräuter und Keimlinge verwenden, ist Ihr Calciumbedarf gedeckt. Sollten Sie eine Störung des Calciumstoffwechsels haben, können Sie diesen mithilfe von Schüßler-Salzen verbessern.

Warum sind Sojaprodukte nicht erlaubt?

Sojaprodukte sind je nach Zubereitung neutral oder basisch. Dass ich sie im Allgemeinen beim Basenfasten nicht erlaube, hängt damit zusammen, dass sie aus sehr konzentriertem Eiweiß bestehen, was sie schwer verdaulich macht.

Ausnahme: Frisch gekeimte Sojasprossen dürfen Sie während des Basenfastens verwenden.

Warum ist Essig nicht erlaubt?

Essig ist, alles Unkenrufen zum Trotz, ein Säurebildner. Es hat Untersuchungen gegeben mit Menschen, die sich freiwillig einer Essigkur unterzogen haben, die vor einigen Jahren sehr propagiert wurde. Alle Teilnehmer wiesen nach einigen Wochen eine starke Übersäuerung auf. Das sollte Argument genug sein.

Wenn Sie nach dem Basenfasten Ihren Salat wieder mit Essig anmachen, ist dagegen nichts zu sagen. Während des Basenfastens empfehle ich Salatdressings mit Zitronensaft.

Kann ich auch im Restaurant basenfasten?

Sagen Sie im Restaurant, was Sie essen möchten und welche Zutaten das Essen haben darf.

Sprechen Sie mit dem Koch. Fragen Sie nach den Zutaten seiner Gerichte. Sie haben das Recht, es zu erfahren, besonders, wenn Sie nicht alle Nahrungsmittel vertragen.

TIPP

Wenn Sie einen Spruch hören wie: „Wir haben nur das, was auf der Karte steht", dann denken Sie daran: Der Gast ist König!

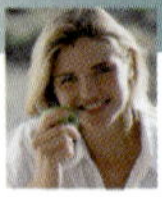

Das Basenfasten-Programm für Allergiker – auf einen Blick

INFO

Im Rezeptteil ab Seite 97 finden Sie rein basische Gerichte mit vielen Tipps und Ideen, damit Basenfasten ein echtes Gesundheitserlebnis wird.

Das folgende Programm für 1–3 Wochen Basenfasten beruht auf den gleichen Grundsätzen, wie sie im Basisbuch „Gesundheitserlebnis Basenfasten“ beschrieben sind. Für Allergiker gilt neben den 10 goldenen Wacker-Regeln für Allergiker (s. Seite 74): Egal, wogegen Sie allergisch sind – machen Sie während des Basenfastens keine Experimente! Probieren Sie kein Lebensmittel aus, das Sie noch nie gegessen haben – auch wenn das Rezept verlockend klingt. Halten Sie sich ansonsten an meine Empfehlungen, sofern Sie die verwendeten Lebensmittel bereits kennen.

Wenn Sie sich nach der Basenfastenwoche wohl fühlen und die Obst- und Gemüsemahlzeiten ohne Probleme vertragen haben, dann können Sie nach und nach einige neue basische Rezepte probieren. In unserem Basisbuch finden Sie über 80 Rezepte, die eine Vielfalt von teils unbekannten basischen Lebensmitteln vorstellen.

Gut zu wissen

Das Basenfastenprogramm für Allergiker auf einen Blick

- Frühstück: eine kleine Obstmahlzeit (roh)
- Mittagessen: Salat und/oder Gemüse (roh und/oder gekocht) – Rohkost nur bis 14 Uhr!
- Abendessen: eine Gemüsesuppe oder Gemüse (gekocht) – Abendessen nur bis 18 Uhr!
- Zwischenmahlzeiten: Mandeln, Trockenfrüchte, Oliven
- Getränke: 2,5–3 Liter pro Tag Quellwasser, warm oder kalt; auch stark verdünnte Kräutertees sind erlaubt
- Darmreinigung: alle 2–3 Tage mit Glaubersalz, Einlauf oder Colon-Hydro-Therapie
- Bewegung: täglich 30–45 Minuten körperliche Bewegung, z.B. Laufen, Walken, Schwimmen oder Joggen
- Sonstige Maßnahmen: Stress aus dem Weg gehen. Gönnen Sie sich Massagen oder Wasseranwendungen
- Erholung durch ausreichenden nächtlichen Schlaf

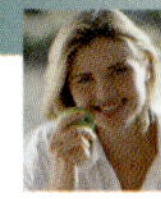

Die Vorbereitungen

• Verzichten Sie auf Säurebildner

Wenn Sie täglich größere Mengen Kaffee zu sich nehmen, sollten Sie bereits 1–2 Wochen vor dem Basenfasten den Kaffeekonsum langsam verringern, damit der Körper sich an die neue Situation gewöhnen kann. Kaffee und teilweise auch Schokolade bergen ein gewisses Suchtpotential, was zu Entzugserscheinungen führen kann.

Achten Sie in dieser Zeit gut auf Ihre Symptome: Es kann notwendig sein, einen homöopathisch arbeitenden Arzt aufzusuchen, der Ihnen ein Medikament zum besseren Entzug verordnet.

INFO

Viele Menschen behaupten, sie würden auf Kaffee wach werden. In Wirklichkeit putscht Kaffee auf – um danach den Menschen noch müder zu machen.

Gut zu wissen

Reduzieren Sie Ihren Kaffeekonsum langsam!

Für Menschen, die einen sehr hohen Kaffeekonsum haben, gilt: Reduzieren Sie Ihren Kaffeekonsum langsam! Wenn Sie beispielsweise 2 Liter Kaffee täglich trinken, dann sollten Sie die Menge in der ersten Woche auf 1,5 Liter, in der 2. auf 1 Liter, in der 3. auf 0,5 Liter und schließlich in der 4. auf Null reduzieren.
Wenn Sie zusätzlich Raucher sind, müssen Sie eventuell die Entwöhnung von Kaffee noch langsamer gestalten, da auch Rauchen die Gefäße und den Kreislauf angreift.

Auch wenn Ihre Ernährung bislang sehr säurelastig war (80–100% Säurebildner), sollten Sie im Vorfeld einige Säurebildner vom Speiseplan streichen: Reduzieren Sie Fleisch, Limonaden, Süßigkeiten, Brot, Kuchen, Eis, Alkohol und Milchprodukte. Das macht den Einstieg in das Basenfasten leichter.

• Darmreinigung

Um eine optimale Entsäuerung zu erreichen, ist es ratsam, dass Sie bereits vor dem Basenfasten für eine geregelte Verdauung sorgen bzw. den Darm gründlich entleeren (s. Seite 90). Planen Sie auch schon ein regelmäßiges Bewegungsprogramm ein.

- **Reduzieren Sie den Stress**

Beginnen Sie nicht erst mit dem Basenfasten, wenn Ihr Leben stressfreier geworden ist, sondern einfach mitten im Stress – das Bedürfnis, dann mehr auf sich zu hören, mehr Zeit für sich zu haben, Ruhe zu haben, kommt beim Basenfasten von ganz alleine. Aussagen wie „erst muss mein Stress weniger werden“ oder „erst muss ich mehr Zeit haben“ sind oft ein kleiner Trick unseres Unbewussten, damit wir uns noch einmal vor einer etwas unbequemen Veränderung unseres Lebens drücken können ….

Manchmal ist es aber auch sinnvoll, das Basenfasten noch etwas zu verschieben, z. B. vor Ereignissen, die Ihre volle Aufmerksamkeit benötigen (Abitur, Hochzeit usw.). Überprüfen Sie genau, was in Ihnen vorgeht, wenn Sie mit dem Gedanken kämpfen: Basenfasten jetzt oder wenn es „günstiger“ ist.

Der Einkauf für das Basenfasten

Wenn Sie sich nun dazu entschlossen haben, mit dem Basenfasten zu beginnen, dann steht zunächst der Einkauf im Vordergrund.

INFO

Viele Kräutertees wirken nicht basisch.

Hier gilt es Folgendes beachten: Es gibt heute eine solche Flut an Produkten auf dem Markt, die auf den ersten Blick „ähnlich“ erscheinen, auf den zweiten Blick aber für die Zwecke, die ich beim Basenfasten verfolge, nicht geeignet sind. Ein Beispiel sind Kräutertees. Es gibt eine Reihe von Kräutertees, die Morgentee, Morgengruß oder ähnlich heißen – mit ganz unterschiedlicher Zusammensetzung. Viele enthalten Früchte, Rooibos oder Aromen, die beim Basenfasten nicht erlaubt sind – schon gar nicht für Allergiker. Deshalb: Lesen Sie sich bitte die Packungsangaben und die Zutatenliste der Kräutertees genau durch.

Bevor Sie nun mit Basenfasten beginnen, sollten Sie die folgende Einkaufsliste genau lesen – möglicherweise müssen Sie Ihre Küchenausstattung ein wenig umkrempeln. Es ist hilfreich, wenn Sie in den Tagen vor dem Basenfasten die Säurebildner allmählich aus Ihrer Küche verbannen.

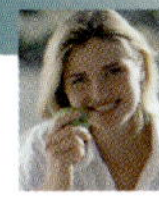

Die Basenfasten-Grundausstattung

1. Reines Quellwasser (z. B. Volvic, Lauretana)
2. Kräutertees mit Kräutern, die Sie gut vertragen
3. Kaltgepresste Öle (Oliven-, Sonnenblumen-, Distel-, Sesam- oder andere Öle)
4. Zitronen für das Salatdressing
5. Gomasio (= Sesamsalz), Meersalz oder Himalayasalz
6. Gemüsebrühe als Würfel oder in der Dose. Achten Sie darauf, dass die Gemüsebrühe keine Geschmacksverstärker enthält. Bei Hefeallergie oder -unverträglichkeit achten Sie bitte auch darauf, dass die Gemüsebrühe hefefrei ist. Auch Knoblauch, auf den es häufig Unverträglichkeitsreaktionen gibt, sollte nicht drin enthalten sein.
7. Sprossenmischungen zum Keimen oder fertig gekeimte Sprossen vom Wochenmarkt
8. Frische Kräuter der Saison, soweit Sie diese vertragen
9. Obst-, Salat- und Gemüsesorten der Saison, die Sie bislang gut vertragen haben
10. Kartoffeln

Gut zu wissen

Lesen Sie das Kleingedruckte

Es ist unglaublich, wie viel Beiwerk heutzutage ein Nahrungsmittel hat. Besonders Milch und Weizen sind in kleinen Mengen in Lebensmittel enthalten, bei denen man es nicht vermuten würde. Da Allergiker oft auf Milch und Weizen, aber auch auf Farbstoffe, Geschmacksverstärker, Aromastoffe und Konservierungsmittel mit Unverträglichkeiten reagieren, ist es wichtig, Verpackungen genau anzuschauen – diese Zutaten sind stets klein gedruckt.

Bedenken Sie bitte auch, dass laut Lebensmittelgesetz Inhaltsstoffe, die eine bestimmte Höchstmenge nicht überschreiten, nicht gekennzeichnet werden müssen. Somit bergen Fertigprodukte stets ein gewisses Allergierisiko. Achten Sie z. B. darauf, dass die Gemüsebrühe keine Geschmacksverstärker enthält. Manche Gemüsebrühen sind auch hefehaltig, da Hefe einen würzigen Geschmack hat. Wer eine Hefeallergie hat oder sich nicht sicher ist, sollte lieber hefefreie Gemüsebrühen verwenden – diese gibt es vorwiegend in Naturkostläden und Reformhäusern.

TIPP

Lesen Sie sich genau durch, welche Zutaten sich in der Packung befinden, die Sie gerade kaufen wollen.

Andererseits ist jedoch Panik nicht angebracht. Wenn Sie bewusst und zielstrebig die Lebensmittel kaufen, die für Sie gesund sind, dann finden Sie immer noch eine Riesenauswahl in Geschäften und auf Wochenmärkten – es ist auch heute noch möglich, sich bewusst gesund zu ernähren!

Obst und Gemüse

Gut zu wissen

Das sollten Sie beim Kauf von Obst und Gemüse beachten

- Kaufen Sie nur die Obst- und Gemüsesorten ein, die es zur entsprechenden Jahreszeit auch hierzulande gibt.
- Kaufen Sie nur die Obst- und Gemüsesorten, von denen Sie wissen, dass Sie sie vertragen.
- Kaufen Sie bitte nur reifes Obst. Nur reifes Obst wird basisch verstoffwechselt.

Beim Obsteinkauf sollten Sie außerdem berücksichtigen, dass Sie als Allergiker möglicherweise einige Obstsorten nicht vertragen:

- Wenn Sie an Heuschnupfen leiden, rate ich dazu, während des Basenfastens auf Stein- und Kernobst zu verzichten.
- Neurodermitiker vertragen häufig keine Zitrusfrüchte, Äpfel und Kiwis.
- Wenn Sie an Asthma leiden, sollten Sie bei Beerenfrüchten besonders vorsichtig sein, da diese leicht schimmeln. Auch Kiwis und Äpfel können problematisch sein.

INFO

Achten Sie darauf, mehr Gemüse als Obst zu essen (s. Wacker-Regel 9, S. 77).

Auch einige Gemüsesorten sind für Allergiker mit Vorsicht zu genießen:

- Sauerkraut und Spinat sollten wegen des hohen Histamingehaltes während des Basenfastens nicht verzehrt werden.
- Paprika wird meist verträglicher, wenn durch kurzes Überbrühen die Schale entfernt wird.
- Tomaten sind nur roh und wirklich nur im Sommer basisch.

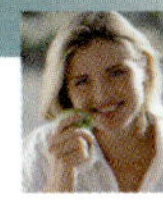

• Säfte – frisch gepresst

Frisch gepresste Säfte sind etwas Herrliches. Vergleichen Sie – trinken Sie einen fertigen Apfel- oder Karottensaft und einen frisch gepressten. Geschmacklich liegen Welten dazwischen.

Voraussetzung dafür ist, dass Sie einen Entsafter benutzen, der die Frucht optimal ohne zu große Hitzeentwicklung auspresst. Diese Voraussetzung erfüllen nur wenige Geräte auf dem deutschen Markt. Beispiele dafür sind der „Champion" und der „Green Star" (Bezugsquellen s. Seite 133). Durch ihre besonders schonende Entsaftung bleiben die Vitamine und Mineralien erhalten und der Geschmack ist deutlich intensiver. Besonders wenn Sie Kinder haben, lohnt sich die Anschaffung eines guten Entsafters. Kinder lieben Säfte und frisch gepresst sind sie eben gesünder.

Bei einem frisch gepressten Saft handelt es sich um eine Mahlzeit. Sie sollten deshalb den Saft entsprechend lange im Mund behalten und ihn gut einspeicheln, als wollten Sie ihn kauen. Dadurch können die Vitamine und Mineralien besser aufgenommen werden. Im Rezeptteil finden Sie einige Saftideen, die Sie beliebig erweitern können. Allerdings sollten Sie nicht mehr als drei Obst- oder Gemüsesorten mischen (vgl. Wacker-Regel Nr. 6, S. 76).

TIPP

Ein frisch gepresster Saft entspricht einer Mahlzeit – deshalb muss man ihn „kauen".

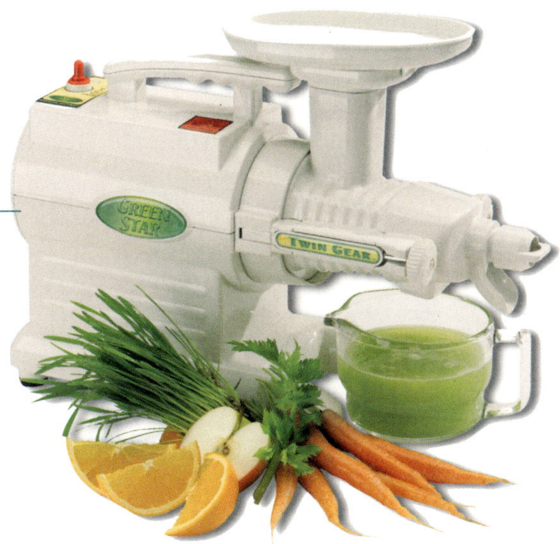

Für eine hohe Qualität der frisch gepressten Säfte ist eine schonende Entsaftung ohne große Hitzeentwicklung Voraussetzung.

• Was bringt „Bio“ beim Basenfasten?

Wenn Sie einen Feldsalat im Supermarkt oder im Bio-Laden kaufen, haben Sie unter Umständen zwei völlig verschiedene Lebensmittel. Ein biologisch angebauter Feldsalat ist viel mineralienreicher, sieht dadurch knackiger aus und schmeckt auch so. Ein Treibhaus-Supermarkt-Feldsalat macht nicht wirklich Appetit mit seinem fahlen, schlaffen Aussehen und schmeckt auch fad. Das liegt daran, dass Obst und Gemüse bei konventionellem Anbau durch die heute übliche Überdüngung der Böden mineralienärmer geworden ist. Bei biologischem und insbesondere biologisch-dynamischem Anbau sind mehr Mineralien in Obst und Gemüse enthalten. Das macht auch den besseren Geschmack aus.

Gut zu wissen

Kaufen Sie „Bio“!

Bio-Obst und -Gemüse schmeckt besser, enthält mehr Mineralien und Vitamine und vor allem deutlich weniger Schadstoffe.
Je weniger belastet die basische Kost ist, die Sie zu sich nehmen, um so größer sind die Erfolge beim Basenfasten.

• Vorsicht bei Soja und Sojaprodukten

Die Sojabohne an sich ist basisch. Auch der Sojakeimling ist basisch. Sojaprodukte reagieren je nach Zubereitung neutral oder basisch. Dennoch erlaube ich Sojaprodukte beim Basenfasten im Allgemeinen nicht, da sie aus konzentriertem Eiweiß bestehen, was sie schwer verdaulich macht.

Hinzu kommt, dass viele Menschen gegen Soja allergisch sind. Neuere Untersuchungen haben ergeben, dass in den Ländern, die Soja produzieren, Sojaallergien sehr verbreitet sind.

Im Prinzip ist Soja ein gesundes Nahrungsmittel, wenn es nicht in zu großen Mengen verzehrt wird. Nach dem Basenfasten sind Sojaprodukte, beispielsweise Tofu als Eiweißgeber, wieder erlaubt.

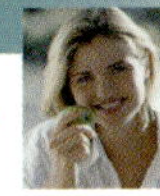

Wie Sie Gemüse schonend zubereiten können

Wie kann man Gemüse so zubereiten, dass die Nährstoffe weitgehend gerettet werden? Eine gute Möglichkeit ist hier die Verwendung eines Gemüsedämpfers. Das Prinzip ist ganz einfach: Es ist ein Topf im Topf. Der innere Topf ist ein Sieb, worin das Gemüse ohne Druck gedämpft wird.

Alle großen Kochgeschirrhersteller bieten Gemüsedämpfer in zwei verschiedenen Größen zu ziemlich unterschiedlichen Preisen an. Eine preisgünstigere Variante ist ein zusammenfaltbarer Siebeinsatz, der für verschiedene Kochtopfgrößen verwendbar ist. Das Saubermachen des faltbaren Einsatzes ist allerdings etwas lästig. Inzwischen gibt es auch Gemüsedämpfer als Elektroeinbaugeräte – zu einem stolzen Preis. Ich persönlich verwende für meine vierköpfige Familie einen großen Kochtopf mit passendem Siebtopf und bin sehr zufrieden damit.

Wie funktioniert der Gemüsedämpfer? Ein Beispiel: Wenn ich mittags dreierlei Gemüse zubereiten möchte – Kartoffeln, Bohnen und Karotten –, dann wasche und schneide ich die Bohnen am Vorabend. Die Kartoffeln und die Karotten wasche, schäle und würfle ich mittags – das dauert etwa 10 Minuten. Dann gebe ich alle drei Gemüse in den Siebeinsatz, fülle den Boden des Kochtopfes mit 1/2 Liter Wasser und dämpfe das Gemüse 15 Minuten (immer eine Garprobe machen). Das Gemüse behält auf diese Weise seinen Eigengeschmack, so dass Würzen kaum nötig ist.

Um das Ganze geschmacklich etwas abzurunden, kann man in einer Pfanne etwas Oliven- oder Sonnenblumenöl und eine klein gewürfelte Schalotte erhitzen; etwas Kräutersalz dazugeben und das fertige Gemüse kurz darin wenden, ohne es weiter zu erhitzen. Auf diese Art schmeckt Gemüse noch besser.

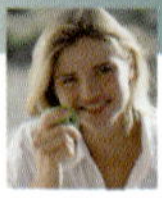

Trinken während des Basenfastens

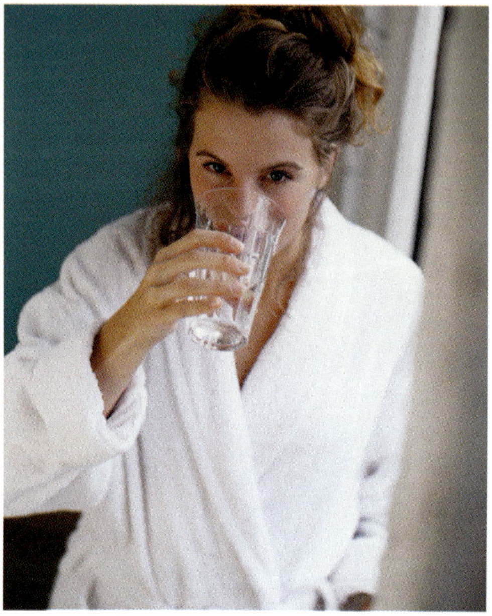

Für die optimale Aufrechterhaltung unserer körperlichen Funktionen, insbesondere der Stoffwechselarbeit, ist es notwendig, die Organe und die Gewebe ständig mit genügend Flüssigkeit zu versorgen. Die Erfahrung zeigt, dass dazu 2–3 Liter Flüssigkeitszufuhr pro Tag notwendig sind. Die Realität sieht jedoch so aus, dass die meisten Menschen weniger als einen Liter Flüssigkeit pro Tag zu sich nehmen – und das Wenige ist leider auch nicht ideal für den Organismus: Kaffee, Schwarztee, Früchtetees, Limonaden, Fertigsäfte, kohlensäurehaltiges Wasser, Milch. Milch ist kein Getränk, sondern ein Nahrungsmittel, die übrigen Getränke wirken mehr oder weniger stark säurebildend. Somit fällt die tatsächliche Trinkmengenbilanz oft deutlich niedriger aus.

Beim Basenfasten ist, wie bei jedem Fasten, der Entschlackungserfolg unter anderem auch davon abhängig, dass die erforderliche Trinkmenge eingehalten wird und dabei die empfohlenen Getränke getrunken werden.

Gut zu wissen

Das sollten Allergiker während des Basenfastens trinken

Tägliche Trinkmenge: 2,5–3 Liter
Getränke: Quellwasser, z. B. Lauretana oder Volvic, heiß oder kalt; evtl. Kräutertees
Reines Quellwasser ist frei von Allergenen!
Je besser die Qualität des Wassers ist, umso besser kann Ihr Körper entsäuern und entgiften.

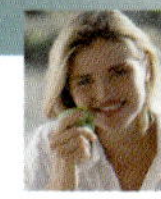

Gut zu wissen

Die Getränke für eine Basenfastenwoche

Reines Quellwasser, d.h. Wasser ganz ohne Kohlensäure: Tagesverbrauch 2,5–3 Liter, pro Woche ca. 20 Liter. Sie können Wasser aus einer Naturquelle abfüllen oder ein fertig abgefülltes Quellwasser kaufen (z.B. Lauretana oder Volvic). Auch durch Umkehrosmose gefiltertes Leitungswasser ist geeignet.

Kräutertees: Wenn Sie sicher wissen, dass Sie Kräutertees vertragen, können Sie sich die folgenden Heilpflanzen als Fertigmischungen lose oder in Filterbeuteln kaufen:

- Pfefferminze
- Kamille
- Fenchel
- Anis
- Kümmel
- Hafer
- Brennnessel
- Zitronenmelisse
- Ringelblumen
- Ysop

Achtung – diese Tees sind während des Basenfastens nicht erlaubt:

- Grüner Tee
- Schwarzer Tee
- Früchtetee (Hagebutten, Orangenschalen, andere Früchte und deren Schalen)
- Matetee
- Lapachotee
- Rooibostee (schwächt den Kreislauf)

● Kräutertees?

Wenn Sie wissen, dass Sie Kräutertees gut vertragen, können Sie stark verdünnte Kräutertees trinken. Wenn Sie vermuten oder wissen, dass Sie auf manche Gewürze oder Kräuter allergisch oder mit Magen-Darm-Beschwerden reagieren, dann sollten Sie vorsichtshalber während des Basenfastens keine Kräutertees trinken.

Generell gilt: Die Tees sollten sehr dünn sein, das heißt, ein Teebeutel bzw. 2 Teelöffel Tee auf einen Liter Wasser.

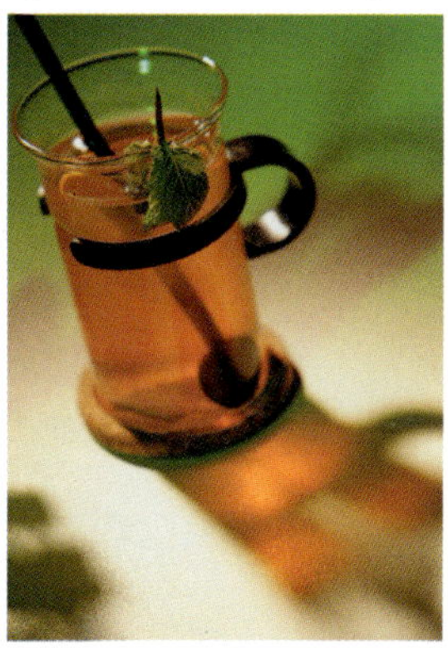

INFO

Viele Menschen reagieren auf die Bestandteile von Kräutertees und vertragen ihn deshalb in großen Mengen nicht!

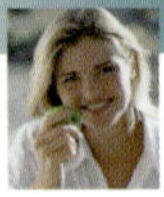

Die Darmreinigung

INFO

Die Erfahrung hat gezeigt, dass man sich während der Basenfastenzeit wesentlich wohler fühlt, wenn man den Darm alle 2–3 Tage reinigt.

Je nachdem, wie Sie sich in den Jahren und Jahrzehnten vor dem Basenfasten ernährt haben und wie gut Ihr Verdauungstrakt wirklich ist, haben Sie im Laufe der Jahre einiges an Verdauungsrückständen – manchmal auch als Schlacken oder Müll bezeichnet – in Ihrem Verdauungstrakt angesammelt, insbesondere im Dickdarm. Diese Rückstände können durch die lange Einlagerung sehr hart werden. Das liegt daran, dass im Dickdarm der Nahrungsbrei durch ständigen Wasserentzug eingedickt wird. Auch ein Mensch, der täglich aufs „Örtchen" kann, kann solche verhärteten Stuhlreste im Dickdarm haben.

Wenn Sie nun von einem auf den anderen Tag Basenfasten machen und den Darm nicht richtig entleeren, reagiert Ihr Darm unter Umständen mit Blähungen und Unwohlsein. Warum? Das schnell verdauliche Obst und das ballaststoffreiche Gemüse treffen im Darm auf eine kleine Müllhalde, was zu verstärkten Gärungs- und Fäulnisprozessen führen kann. Dies ist besonders dann der Fall, wenn der Darm nicht 100%ig funktioniert, das Darmmilieu gestört ist und/oder Allergien bestehen. So gilt besonders für Allergiker: Während des Basenfastens sollte der Darm regelmäßig gereinigt werden.

Vielen Menschen ist die Vorstellung, den Darm reinigen zu müssen, immer noch ein Graus. Zugegeben – wenn man nach alter Fastenmanier den Darm mit Glaubersalz oder Bittersalz entleert, ist Darmreinigung nicht gerade ein Genuss. Doch die meisten Menschen fühlen sich nach der Darmentleerung innerlich so befreit, dass es sich für sie alleine schon deshalb lohnt, sich einer solchen Prozedur zu unterziehen. Andere Methoden, wie Einlauf oder Colon-Hydro-Therapie sind meist viel angenehmer.

In unserem ersten Buch „Gesundheitserlebnis Basenfasten" bin ich sehr ausführlich auf die verschiedenen Methoden zur Darmreinigung eingegangen. Ich möchte mich nun hier auf die drei wichtigsten und nach unserer Meinung besten beschränken.

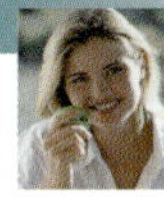

• Glaubersalz, Bittersalz

Darmreinigung mit Glaubersalz ist die klassische und sicher bekannteste Methode zur Darmreinigung. Glaubersalz oder Natriumsulfat wirkt, in Wasser aufgelöst getrunken, sehr stark abführend. Leider schmeckt es nicht sehr gut und viele Menschen ekeln sich davor, einen halben Liter dieser Salzlösung in kürzester Zeit zu trinken.

Anstelle von Glaubersalz kann auch Bittersalz verwendet werden, das es ebenfalls offen in der Apotheke zu kaufen gibt (z. B. „FX-Passage-Salz"). Viele meiner Patienten bevorzugen aus geschmacklichen Gründen Bittersalz – in der Wirkung gibt es keine Unterschiede. Es ist eine reine Geschmackssache.

INFO

Sie erhalten Glaubersalz und Bittersalz in jeder Apotheke.

Anwendung

Etwa 40 g Glaubersalz werden in 1/2 Liter Wasser gelöst und langsam getrunken; Zugabe von einigen Spritzern Zitronensaft verbessert etwas den salzigen Geschmack.

Gut zu wissen

Die Wirkung kann nach sehr unterschiedlichen Zeiträumen eintreten (nach wenigen Minuten, nach Stunden, nach einem Tag), oder auch gar nicht. Wenn Sie noch nie Glaubersalz benutzt haben, rate ich deshalb, den Glaubertag auf einen freien Tag zu legen und sich in der Nähe einer Toilette aufzuhalten.

Wenn Sie es geschafft haben und Ihren Darm mit Glaubersalz entleeren konnten, dann sollten Sie diese Prozedur während des Basenfastens alle 2–3 Tage wiederholen. Nur so wird der Darm optimal gereinigt – einmal ist keinmal.

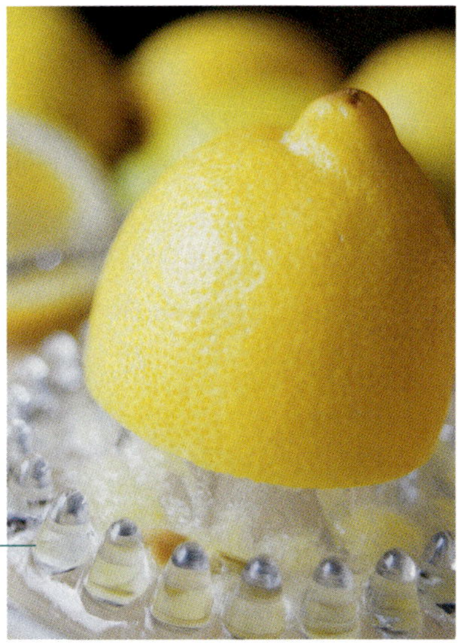

Einige Spritzer Zitronensaft verbessern den Geschmack des Glaubersalz- bzw. Bittersalz-Trunks

• Einläufe

Einläufe mit 36 °C warmem Wasser sind eine angenehmere Möglichkeit, den Darm zu reinigen. Einläufe macht man mit einem Irrigator, der mit 1–2 Liter Wasser gefüllt wird. Dazu legen Sie sich auf ein Handtuch auf den Boden Ihres Badezimmers, fetten den Einführstab vor dem Einführen etwas ein und öffnen dann das Zulaufventil, um den Darm langsam mit Wasser zu füllen. Meist entsteht recht schnell ein Entleerungsdruck, dem Sie ruhig nachgeben können. Sobald die erste, meist kleine Darmentleerung erfolgt ist, sollten Sie weiter Wasser einlaufen lassen, bis Sie wieder einen Entleerungsreiz spüren. Der Darm ist dann genügend gereinigt, wenn Sie kein Druck- und Spannungsgefühl mehr haben. Eine kleine Darmmassage in kreisenden Bewegungen unterstützt den Erfolg des Einlaufs.

Auch hier gilt: Während des Basenfastens sollten sie alle 2–3 Tage einen Einlauf machen.

Gut zu wissen

Achtung!

Nach frischen Darmoperationen und während Schwangerschaft und Stillzeit sind Darmspülungen mit Wasser (Einlauf oder Colon-Hydro-Therapie) nicht ratsam. Bei chronisch entzündlichen Darmerkrankungen wie Colitis, Morbus Crohn, Divertikel sollten Sie mit Ihrem Arzt besprechen, ob Sie den Darm spülen können.

• Colon-Hydro-Therapie

Colon-Hydro-Therapie ist sozusagen die Komfort-Variante des Einlaufs. Dabei wird der Dickdarm durch den Therapeuten mithilfe eines Gerätes gespült. Während der Darmreinigung mit warmem Wasser liegt der Patient bequem auf einer Liege. Die Behandlungstemperatur beträgt 36–37 °C und der Behandlungsdruck wird während der Behandlung vom Therapeuten überwacht. Die Behandlung dauert etwa 45 Minuten und umfasst auch eine Darmreflexzonenmassage (Infos zu Colon-Hydro-Therapeuten s. S. 133).

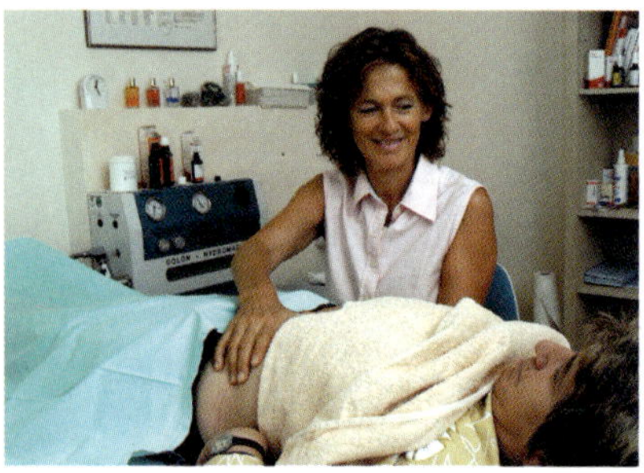

Fastenbegleitend empfehlen wir 3–4 Darmspülungen. Zur Darmgrundreinigung sind 6–12 Spülungen nötig.

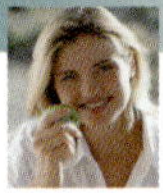

Bewegung ist wichtig!

Die beste Ernährung nützt wenig, wenn Sie eine „Couchpotatoe" sind und nur Ihr Bücherregal mit Büchern über Fitness und Bewegung vollgestopft ist. Ernährung ist die eine Säule der Gesundheit – Bewegung die andere.

Gut zu wissen

So viel Bewegung muss sein

Während des Basenfastens täglich 30–45 Minuten körperliche Bewegung, z. B. Laufen, Walken, Joggen, Schwimmen.
Kein Leistungssport – der macht sauer.

Im Haus und am Arbeitsplatz herumlaufen zählt übrigens nicht! Es muss schon eine Bewegung sein, die alle Körpermuskeln in Anspruch nimmt. Ein Spaziergang im Freien ist ratsamer: Er bringt zusätzlich geistige Erholung.

Umgang mit Stress

Schaffen Sie sich Erholungsinseln – je mehr Ruhe und Besinnung Sie sich gönnen, umso besser für den Entsäuerungsprozess. Das kann ein Tag in der Sauna oder im Hamam sein. Das kann ein Wochenende in einem Wellness-Hotel oder ein Wander-Wochenende sein. Das kann auch nur ein Basenvollbad nach Apotheker Bullrich in Ihrer eigenen Badewanne sein.

Je nach Beschwerdebild kann eine Unterstützung mit homöopathischen Medikamenten zur Entgiftung oder Schüßlersalzen sinnvoll sein. Im Zweifelsfall bitten Sie einen erfahrenen Therapeuten um Unterstützung.

Verwöhnen Sie sich – z. B. durch ein warmes Vollbad.

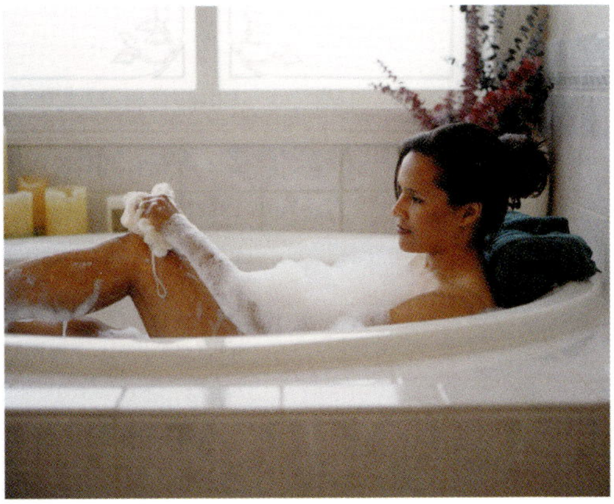

Hilfe bei Heißhungerattacken

INFO

Vermeiden Sie, dass Heißhungerattacken Sie zum Kühlschrankräuber machen!

Die Situation ist ganz alltäglich: Sie kommen von der Arbeit nach Hause, sind lustlos, müde und hungrig und jetzt sollen Sie ein Gemüsegericht nach Wacker kochen...? Niemals! Sie machen den Kühlschrank auf und die Versuchung nach dem ersten Stück Käse oder nach einem Brot ist riesig. In dieser Situation schaffen es die wenigsten Menschen, standhaft zu bleiben – ist auch ein wenig viel verlangt. Aber es gibt da einige Tricks.

Gut zu wissen

Tricks gegen Heißhungerattacken

1. Warten Sie nie mit dem Essen so lange, bis Sie Heißhunger bekommen. Essen Sie einen kleinen basischen Snack, wenn Sie schon während der Arbeit hungrig werden.
2. Vermeiden Sie von vorneherein, dass Sie nach einem langen Arbeitstag nach Hause kommen und nur schnell zu verzehrende Säurebildner im Hause haben. Es bedarf einiger Organisation, aber es lohnt sich. Bereiten Sie sich einfach am Vorabend ein Mittag- oder Abendessen für den nächsten Tag so weit vor, dass Sie es nur noch kurz aufwärmen müssen oder gar kalt essen können. So können Sie sich beispielsweise im Sommer marinierte Zucchini oder Auberginen (siehe Rezeptteil) am Vorabend zubereiten – das geht schnell und das Essen steht am nächsten Abend fertig im Kühlschrank.
3. Führen Sie immer ein paar basische Snacks und Wasser mit sich, so dass Sie im Notfall etwas Basisches zu sich nehmen können.

Häufige Fehlerquellen beim Basenfasten

Zu den häufigsten Fehlerquellen, die zu einem wie auch immer gearteten Misserfolg beim Basenfasten führen gehören „Übertreibungen" und „Experimente", die meist aus einer gewissen Gedankenlosigkeit heraus gemacht werden. So erlebe ich immer wieder Patienten, die beim Basenfasten aus Freude darüber, bestimmte Früchte wieder zu vertragen, diese gleich bergeweise verzehren ...

Oft kommt es auch vor, dass Menschen beim Basenfasten zu wenig essen, da Sie keinen Hunger haben und sich zunächst wohl fühlen.

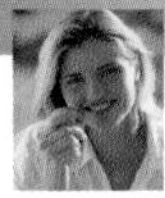

Nach einem Tag merken sie jedoch, dass der Kreislauf nicht mitmacht – Schwindel, Konzentrationsstörungen usw. sind die Folge. Darum: Kasteien Sie sich nicht – essen Sie so viel, dass Sie sich wohl fühlen.

Ein weitere wichtige Fehlerquelle: Wenn die in diesem Buch genannten Fastenempfehlungen nur so „pi mal Daumen“ befolgt werden. Hierzu ein Beispiel:

Eine Fastenteilnehmerin, die zum ersten Mal in ihrem Leben überhaupt gefastet hat, hat sich meinen Einführungsvortrag aufmerksam angehört und wollte am folgenden Tag mit Basenfasten beginnen. Zwei Tage später erzählte sie mir, wie schlecht es ihr ergangen ist und fragte, ob sie wohl Basenfasten nicht vertragen würde. Sie erzählte, dass sie sich am Abend des ersten Tages Basenfasten sehr unwohl fühlte, Kreislaufprobleme hatte und sich sogar übergeben musste. Auf mein genaues Befragen hin erzählte sie, dass sie den ganzen Tag über nur eine Banane gegessen hatte und dazu etwa 3 Liter Rooibos-haltigen Tee. Was ist hier geschehen? Sie hatte zwar meine Fastenempfehlungen vernommen, auch, dass es wichtig ist, keinen Rooibostee zu trinken, und auch, wie der Essensplan aussieht:

- Morgens Obst
- Mittags Salat und/oder Gemüse
- Abends Gemüsesuppe oder Gemüse
- Zusätzlich 3 Liter Wasser oder verdünnten Kräutertee

Dann erzählte sie aber, der Tag wäre so stressig gewesen, dass sie keine Zeit gehabt hätte, etwas zu essen. Außerdem übersah sie beim Einkauf des Tees , dass er Rooibos enthielt. Die folgenden Tage hat sie sich *genau* an meine Empfehlungen gehalten und es ging ihr wunderbar.

Solche und ähnliche Fehler kommen immer wieder vor. Das liegt meines Erachtens vor allem daran, dass unsere Zivilisationsgesellschaft einer Informationsüberflutung ausgesetzt ist, die ihresgleichen sucht. So werden Fragmente verschiedener Informationen nach Belieben gemischt und neu zusammengestellt. Für einen Menschen, der an Allergien leidet, kann sich so eine pi-mal-Daumen-Befolgung sehr nachteilig auswirken.

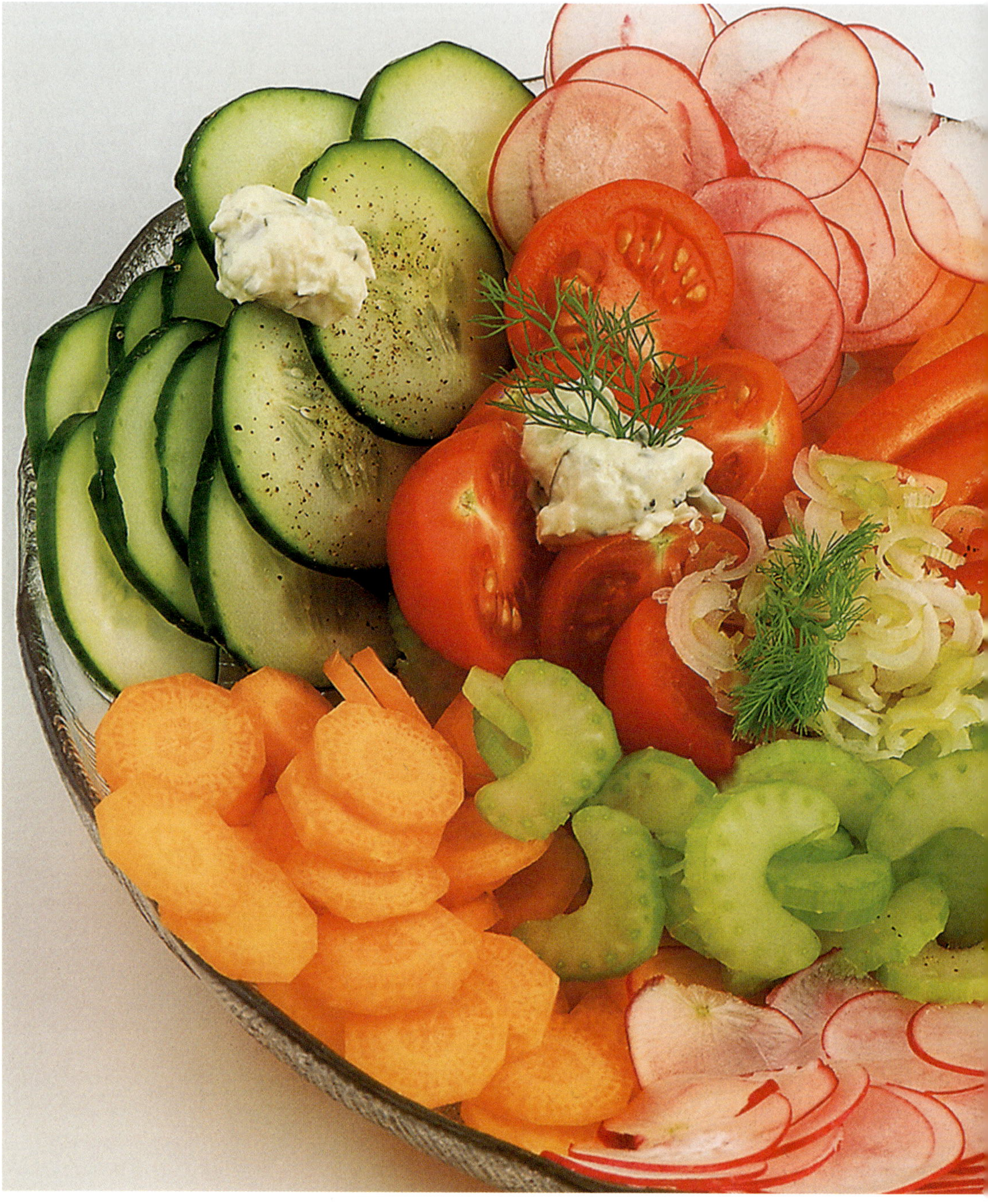

Rezepte für Allergiker

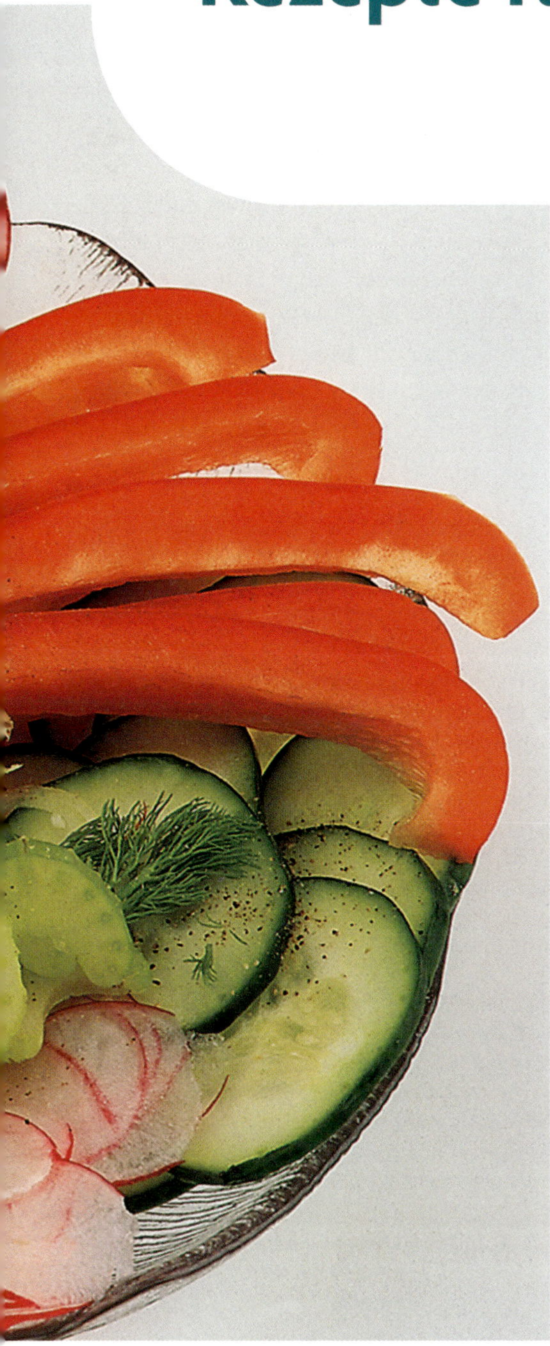

Die nachfolgenden Rezepte sind Empfehlungen fürs Basenfasten, wenn Sie an einer Allergie leiden. Auch die verwendeten Lebensmittel sind erfahrungsgemäß für Allergiker nicht problematisch.

Wenn Sie nicht wissen, ob einige der genannten basischen Lebensmittel für Sie verträglich sind, dann sollten Sie vorsichtig damit sein: Je einfacher Sie Ihre Nahrungszusammensetzung beim Basenfasten gestalten, umso leichter ist nachvollziehbar, auf welches Lebensmittel Sie reagieren.

Und auch wenn einige Rezepte noch so verlockend sind – machen Sie keine Experimente! Wenn Sie bislang eine bestimmte Auswahl an Obst und Gemüse bevorzugt haben und dies auch gut vertragen, dann sollten Sie auch während des Basenfastens bei diesen Sorten bleiben.

Hier noch einmal kurz die Grundsätze für den Aufbau der Rezepte: Hinter jedem Rezept finden Sie in Klammern einen Buchstaben, der Ihnen die jeweilige Jahreszeit angibt, in der die verwendeten Obst- und Gemüsesorten hierzulande frisch zu bekommen sind, z. B. F= Frühling, S= Sommer, H= Herbst, W= Winter.

INFO

Verwenden Sie Gemüse und Obst, das zur Jahreszeit gerade reif ist.

Wenn Sie die Rezepte entsprechend der Jahreszeit verwenden, sind die Bestandteile basischer verwertbar, da sie reifer sind. Auch unser Stoffwechsel verhält sich im Sommer anders als im Winter, weshalb wir Tomaten im Sommer, wenn sie idealerweise „sonnengereift" geerntet sind, besser verstoffwechseln als in der kalten Jahreszeit. Achten Sie auch darauf, dass das Obst reif ist – nur reifes Obst wird basisch verstoffwechselt.

Gut zu wissen

Was Allergiker bei den Rezepten beachten müssen

- Vermeiden Sie alle Obst-, Gemüsesorten und Kräuter, von denen Sie wissen, dass Sie bislang allergisch darauf reagiert haben.
- Vermeiden Sie vorsichtshalber Sauerkraut und Spinat, da diese Gemüse größere Mengen Histamin enthalten.
- Erdbeeren, Himbeeren und Tomaten sollten Sie während des Basenfastens ebenfalls nicht in größeren Mengen zu sich nehmen, da diese Nahrungsmittel im Körper Histamin freisetzen können.
- Lassen Sie Zwiebeln und andere Gemüsesorten weg, wenn Sie mit Blähungen oder Bauchschmerzen darauf reagieren.
- Wenn Sie eine Hausstaubmilbenallergie haben, sollten Sie nicht zu viele Mandeln essen.
- Achten Sie bei Beerenfrüchten darauf, dass Sie keine Schimmelspuren aufweisen.
- Wenn Sie Pollenallergiker sind, sollten Sie keine Blütenpollen essen, obwohl diese basisch sind.
- Bereiten Sie alle Gerichte nur aus 2–3 Sorten zu, dann ist es z. B. im Fall von Nahrungsunverträglichkeiten leichter nachvollziebar, welches Obst oder Gemüse der Auslöser ist.
- Je nach Stärke Ihrer Allergie können Sie auf folgende basische Lebensmittel mit einer Unverträglichkeit reagieren (bitte daher vorsichtig austesten):

Stein- und Kernobst (z. B. Äpfel)	Zitrusfrüchte
Kiwis	einige Kräuter
Beerenfrüchte	Paprika

Verwenden Sie möglischst Obst und Gemüse aus biologischem Anbau: Es ist reicher an Mineralien und Sie müssen es nicht schälen und nehmen deshalb auch die Mineralien auf, die sich direkt unter der Schale befinden.

Wenn Sie das Gefühl haben, dass Sie alle genannten Lebensmittel gut vertragen, dann können Sie sich natürlich auch von unserem Basisbuch „Gesundheitserlebnis Basenfasten" inspirieren lassen. Dort sind 80 Rezepte beschrieben, die auch für Lebensmittelallergiker und darmempfindliche Menschen geeignet sind.

Wenn Sie das Prinzip das Basenfastens richtig verstanden haben und selbst kreativ werden möchten, dann sind Ihrer Phantasie keine Grenzen gesetzt. Sie dürfen gerne eigene – rein basische Rezepte – probieren. Viele meiner Patienten und viele meiner Leser tun das und sind begeistert, wie vielfältig Basenfasten sein kann und wie viel „frischen Wind" Basenfasten in ihre Küche bringt.

Wenn Sie unsicher sind, ob Ihre eigene Erfindung auch wirklich basisch ist, dann können Sie uns jederzeit ein Mail mit dem Rezept oder mir Ihren Fragen schicken: praxis-wacker@t-online.de. Bitte haben Sie etwas Geduld, wenn wir nicht alle Fragen sofort beantworten können.

INFO

Sie erreichen uns auch im Internet auf unserer homepage unter www.basenfasten.de

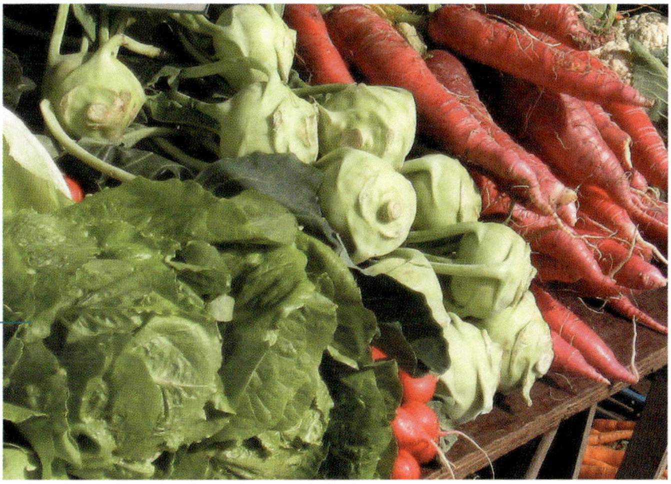

Essen Sie sich satt – das geht auch mit Gemüse und Salat!

Rezepte fürs Frühstück

Getränke für Morgenmuffel

Wenn Sie ein Morgenmuffel sind und Ihr Magen morgens noch schläft, können Sie den Tag mit einer Tasse heißem Wasser, einer Tasse verdünntem Kräutertee oder einer Tasse Ingwertee beginnen. Die heiße Flüssigkeit regt die Verdauung an, Ingwertee erwärmt und stärkt das Immunsystem.

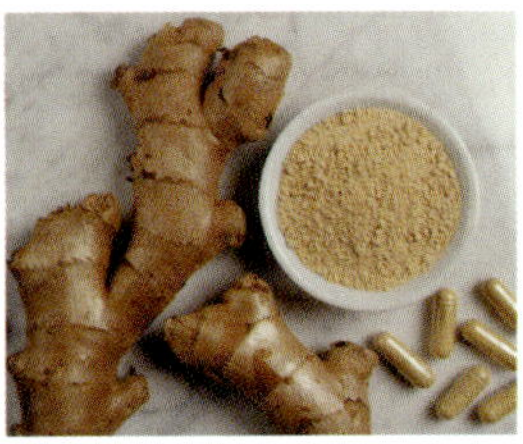

• Rezept Ingwertee

Von einem Stück frischer Ingwerwurzel (Gemüseabteilungen, Wochenmärkte) schneiden Sie ein 3–4 cm langes Stückchen ab, schälen es und schneiden es in dünne Scheiben. Geben Sie die Scheiben in einen Teebecher und gießen Sie siedendes Wasser darüber. Nach 3–5 Minuten können Sie den Ingwertee trinken.

Frisch gepresste Säfte zum Frühstück

Die folgenden Frühstücksideen gehören zum Gesündesten, was die Natur zu bieten hat: Frisch gepresste Säfte. Die Saftform ermöglicht eine schnelle Verfügbarkeit der Pflanzeninhaltsstoffe. Es kommt, Untersuchungen zufolge, zu einer nahezu 100%igen Verwertung der Wirkstoffe. Ein frisch gepresster Saft am Morgen ist ein echter Energieschub und macht munter. Ein Saft aus der Flasche ist keine Alternative dazu!

Besonders für Allergiker sind Säfte eine gute Alternative, Obst zu sich zu nehmen. Wie schon ab Seite 46 erläutert, ist die Darmschleimhaut bei allergischen Erkrankungen nicht voll funktionsfähig. Da beim Pressen der Früchte und Gemüse die schwerer verdaulichen Pflanzenfasern entfernt werden, können die wertvollen Vitamine, Mineralien und Spurenelemente besser von der Darmschleimhaut aufgenommen werden. Das entlastet den gesamten Verdauungstrakt.

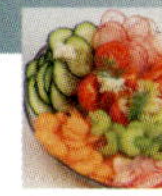

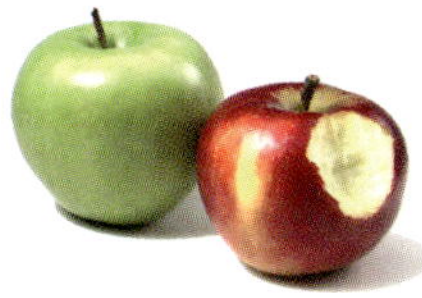

Frisch gepresster Saft aus Äpfeln (F,S,H,W)

- Zubereitungszeit: 5 Minuten
- Zutaten: 4 mittelgroße Äpfel aus biologischem Anbau
- Zubereitung: Die Äpfel waschen, das Gehäuse entfernen, achteln und in den Entsafter geben. Wenn es besonders schnell gehen soll, ist ein Apfelteiler die Lösung. Damit lassen sich Äpfel in kürzester Zeit pressfertig teilen.

Wenn Sie Äpfel aus konventionellem Anbau verwenden, sollten Sie diese schälen – was schade ist, denn es kommt dadurch zu einem Mineralienverlust.

Der Saft schmeckt noch besser, wenn sie 1 oder 2 Karotten dazu pressen.

TIPP

Das Provitamin A der Karotte kann nur mit Fett zusammen vom Körper aufgenommen werden. Deshalb sollten Sie einige Tropfen kaltgepresstes Öl dazu geben. Anstelle des Öles können Sie auch etwas Mandelmus verwenden.

Frisch gepresster Saft aus Honigmelonen (S)

Dieser Saft ist einfach nur köstlich und superschnell gemacht.

- Zubereitungszeit: 4 Minuten
- Zutaten: 1 Honigmelone, auch eine größere Charantais-Melone ist lecker, aber etwas teurer
- Zubereitung: Die Melone vierteln und das Fruchtfleisch in den Entsafter geben. Wenn Sie einen hochwertigen Entsafter besitzen, können Sie die Melone auch *mit* der Schale entsaften (unter der Schale sind die meisten Mineralien). Wenn Sie keinen Entsafter haben, können Sie die Melonenstücke auch in den Mixer geben.

Frisch gepresster Quittensaft (H)

- Zubereitungszeit: 5 Minuten
- Zutaten: 4 reife Apfel- oder Birnenquitten
- Zubereitung: Die Quitten waschen, achteln, das Kerngehäuse entfernen und in den Entsafter geben.

Quittensaft schmeckt herb und leicht säuerlich – meine Kinder lieben ihn. Mir selbst ist er zu herb und ich verfeinere ihn gerne mit einer Karotte oder nehme 2 Äpfel und 2 Quitten für den Saft.

INFO

Mandeln sind sehr wertvolle basisch verstoffwechselbare Nüsse. 100 g Mandeln enthalten doppelt so viel Calcium wie 100 g Vollmilch.

Frisch gepresster Saft aus Karotten mit Mandeln (F,S,H,W)

- Zubereitungszeit: 4 Minuten
- Zutaten: 5 mittlere oder 4 große Karotten, 1 Esslöffel Mandelmus
- Zubereitung: Die Karotten kurz mit der Gemüsebürste unter fließendem Wasser abbürsten, den Ansatz abschneiden und in den Entsafter geben. Ein Esslöffel Mandelmus dazu geben und mit einem Zauberstab (Saft in größeres Gefäß umschütten!) oder einem Milchaufschäumer mit dem Karottensaft vermixen.

Das Provitamin A der Karotte kann nur mit Fett zusammen vom Körper aufgenommen werden. Die Mandeln sind so fetthaltig, dass sie diesen Zweck erfüllen.

Gut zu wissen

Achtung Allergiker!

Essen Sie Mandeln nur, wenn Sie bisher nicht allergisch darauf reagiert haben. Eine Unverträglichkeit von Mandeln bemerkt man sehr schnell, da es sich dabei in der Regel um eine allergische Sofortreaktion auf den Schleimhäuten des Rachenraumes handelt. Die Symptome sind: Kratzen im Hals, schlimmstenfalls Atemnot. Wenn Sie Mandeln nicht vertragen, können Sie diesem Saft einige Tropfen kaltgepresstes Sonnenblumenöl zufügen.

Frisch gepresster Gemüsesaft (F,S,H,W)

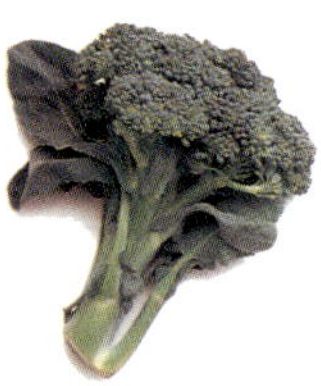

- Zubereitungszeit: 5 Minuten
- Zutaten: 1 Kohlrabi, 1 rote Beete, 1 Brokkoli
- Zubereitung: Die Gemüse, sofern sie aus biologischem Anbau stammen, können mit der Schale verwendet werden. Putzen Sie die Gemüse unter fließendem Wasser mit der Gemüsebürste, schneiden Sie so große Stücke, dass sie in den Entsafter passen und pressen Sie das Gemüse aus.

Der Auswahl der Gemüse sind keine Grenzen gesetzt. Sie ist von Ihren persönlichen Vorlieben und von Ihrer Verträglichkeit abhängig. Wenn Sie öfter mal die Gemüsesorten wechseln, profitieren Sie vom unterschiedlichen Mineralstoffgehalt der Gemüsesorten.

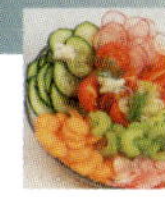

Pürees, Kaltschalen, Müsli

Obstfrühstück (F,S,H,W)

Anstelle der frisch gepressten Säfte können Sie natürlich auch das Obst pur essen. Wichtig ist dabei, dass Sie das Obst in kleinen Portionen essen und gut kauen.

- Zubereitungszeit: 3 Minuten
- Zutaten: 1–3 ungespritzte Obstsorten nach Wahl und Jahreszeit
- Zubereitung: Das Obst waschen und in dünne Scheiben schneiden.

Ideal ist es, das Obst in sehr dünne Scheiben zu schneiden. So verhindern Sie, dass Sie zu große Bissen nehmen und nicht richtig kauen. Nehmen Sie immer nur eine Scheibe und versuchen Sie, diese 30- bis 50(!)-mal zu kauen. Es ist eine reine Übungssache – Ihr Darm wird es Ihnen danken.

Sommerliches Beerenfrühstück (S)

- Zubereitungszeit: 5 Minuten
- Zutaten: je eine Handvoll Heidelbeeren, Himbeeren oder andere Beeren, 1/2 Banane
- Zubereitung: Die Obstsorten waschen, schälen, klein schneiden und mischen. Gut kauen!

TIPP

Die angegebenen Obstsorten sind nur Vorschläge. Verwenden Sie die Obstsorten, die Sie erfahrungsgemäß gut vertragen!

Mangopüree, Banane, Kiwi und Zitronenmelisse (H,W,F)

- Zubereitungszeit: 10 Minuten
- Zutaten (für 2 Personen): 1 Mango, 1 Banane, 1 Kiwi, einige frische Blätter Zitronenmelisse
- Zubereitung: Das Obst waschen, schälen, in den Mixer geben und pürieren. Mit den gewaschenen Blättern der Zitronenmelisse verziert in Glasschalen servieren.

Das Obstpüree wird mit einem Löffel langsam gegessen – der besseren Nährstoffaufnahme und Verdauung wegen! Schmeckt superlecker. Mögen besonders Kinder gern.

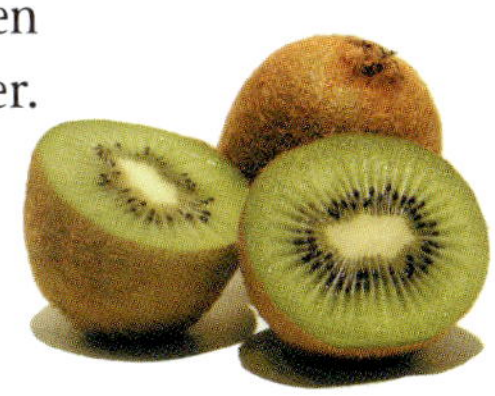

Melonenkaltschale mit Zitronenmelisse (S)

- Zubereitungszeit: wenige Minuten
- Zutaten (für 2 Personen): 1 Charantais-Melone, 1 Apfel, 1 Schnitz Wassermelone, einige Heidelbeeren. Einige frische Blätter Zitronenmelisse, wahlweise können Sie auch frische Pfefferminzblätter nehmen. Wenn Sie gegen Äpfel allergisch sind, nehmen Sie einfach mehr Heidelbeeren oder eine Banane dazu. Anstelle der Charantais-Melone können Sie auch eine Honigmelone verwenden. Die Charantais-Melone ist etwas teurer, dafür aber köstlicher im Geschmack.
- Zubereitung: Die Melone im Mixer pürieren und in eine Glasschale füllen. Den Apfel waschen und in kleine Stückchen schneiden (einen Bio-Apfel müssen Sie nicht schälen und erhalten sich so die wertvollen Mineralien unter der Schale). Die Wassermelone in kleine Stückchen schneiden und die Heidelbeeren waschen. Nun die Apfelstücke, die Melonenstücke und die Heidelbeeren zu der pürierten Charantais-Melone geben, mit Zitronenmelisseblättern dekorieren und im Kühlschrank etwa eine Stunde kühlen. Wenn Ihr Magen sehr empfindlich ist und Sie keine gekühlten Speisen vertragen, können Sie die Kaltschale auch zimmerwarm essen.

Dieses Gericht eignet sich gut als Frühstück an heißen Sommertagen – während ich dies schreibe, hat es gerade 38,9° im Schatten (August 2003) und ich habe mir dieses Frühstück heute erdacht und es sehr köstlich und erfrischend empfunden.

TIPP

Frische Kräuter kaufen Sie sich am besten auf dem Wochenmarkt als Topfpflanze und stellen Sie auf den Balkon oder ans Küchenfenster. So halten sie einige Wochen oder einen Sommer lang und Sie haben immer frische Kräuter parat.

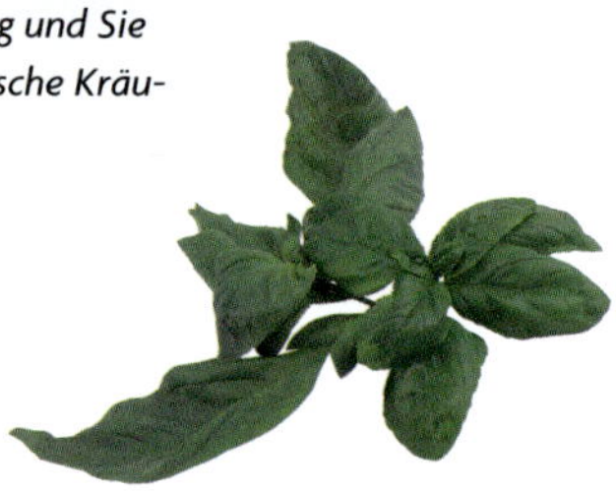

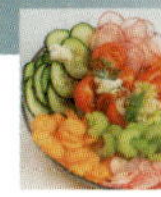

Basisches Müsli für Allergiker (F,S,H,W)

- Zubereitungszeit: wenige Minuten
- Zutaten (für 2 Personen): 2 Obstsorten der Wahl – je nach Jahreszeit und Verträglichkeit, z.B. 1 Banane und 2 Scheiben Ananas, auch etwas ungeschwefeltes Trockenobst ist möglich; 2 Teelöffel Chufasnüssli – das sind Erdmandelflocken, die sehr ballaststoffreich sind und die Verdauung anregen (in Reformhäusern erhältlich); Saft einer halben Zitrone.
- Zubereitung: Obst waschen, schälen und klein schneiden. Wenn Sie eine Banane verwenden, können Sie diese mit der Gabel zerdrücken und den Zitronensaft gleich darunter mischen. Das Obst mit den Chufasnüssli mischen.

  Varianten: Wenn Sie Orangen gut vertragen, können Sie den Saft einer halben Orange zum Müsli geben. Auch frische Walnüsse oder eine Ölsaatenmischung können dazu gegeben werden. Ölsaatenmischung besteht z.B. aus Leinsamen, Sonnenblumenkernen, Sesam und Kürbiskernen und schmeckt sehr lecker – auch zum Salat.

INFO

Sesam enthält besonders viel Calcium: 100 g Sesam nahezu 7-mal mehr als 100 g Vollmilch!

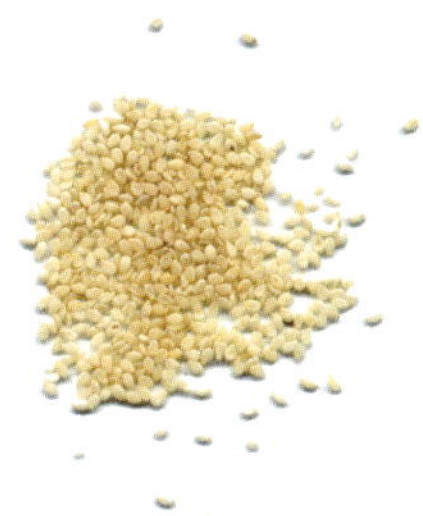

Gut zu wissen

Wenn Sie kein Obst vertragen

Es gibt viele Allergiker, die Obst nicht vertragen, weil sie Blähungen oder Hautausschläge bekommen. In diesem Fall gibt es folgende Möglichkeiten:

- Wenn Sie morgens keinen oder wenig Hunger haben, verzichten Sie völlig auf das Frühstück und trinken Sie bis zum Mittag 1–1,5 Liter verdünnten Kräutertee oder heißes Wasser. Das gibt dem Bauch ein wenig das Gefühl, etwas drin zu haben.
- Die zweite Möglichkeit ist, eine Gemüsebrühe zu trinken. Gewiss, das klingt seltsam. Aber in asiatischen Ländern ist es durchaus üblich, morgens Gemüse und/oder Getreide zu essen.
- Die dritte Möglichkeit ist, einen frisch gepressten Gemüsesaft zu trinken.

Gut zu wissen

Wenn Sie keine Rohkost vertragen

Rohkost erfordert eine gute Verdauungskraft. Viele Menschen, insbesondere Allergiker, vertragen Rohkost nicht. Das liegt vor allem daran, dass der Darm nicht 100%ig in Ordnung ist.
Wenn Sie sich nicht sicher sind, wie gut Sie Rohkost vertragen, dann gehen Sie wie folgt vor: Probieren Sie die ersten ein oder zwei Tage des Basenfastens eine Obstmahlzeit zum Frühstück und beobachten Sie, wie Sie sich damit fühlen. Wenn Sie sich sehr aufgebläht fühlen oder gar Bauchschmerzen bekommen, dann sollten Sie besser leicht gedämpftes Obst essen, etwa einen Bratapfel oder eine Bratquitte aus dem Backofen.

Bratapfel/Bratquitte

- Zubereitungszeit: 10–15 Minuten, je nach Größe der Frucht
- Zutaten: ein Apfel oder eine Quitte
- Zubereitung: Apfel/Quitte waschen, zusammen mit etwas Wasser auf einen feuerfesten Teller (oder Schale) legen; im Backofen bei 180 °C so lange erwärmen, bis die Schale leicht braun wird.

Die Quitte schmeckt etwas herb und ist vor allem für die Menschen geeignet, die Süßes nicht so gerne mögen. Ich persönlich finde die Birnenquitte aromatischer als die normale apfelförmige Quitte.

Gut zu wissen

Die Quitte spendet Eisen

Die Quitte ist sehr eisenhaltig – ihr Eisen ist vom Körper gut verwertbar und führt nicht zur Verstopfung, wie dies bei Eisenkapseln der Fall ist.

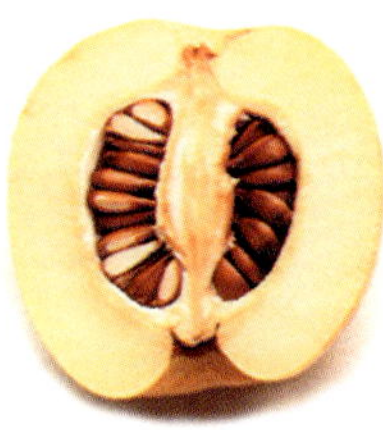

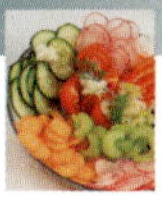

Ideen fürs Mittagessen

Als Mittagessen empfehle ich einen frischen Salat. Wenn Sie danach noch Hunger haben, können Sie noch eine kleine Portion Gemüse essen, sollten aber dazwischen 20–30 Minuten Zeit vergehen lassen.

Salatsoßen

Basische Salatsoßen werden ohne Essig, ohne Senf und ohne Sahne hergestellt. Welches Öl Sie verwenden wollen, bleibt Ihrem Geschmacksempfinden vorbehalten. Wichtig ist nur, dass Sie ein hochwertiges, kaltgepresstes Öl verwenden.

Am neutralsten schmeckt Sonnenblumenöl. Je nach Salatart können Sie auch ein anderes kaltgepresstes Öl wie Olivenöl, Distelöl, Kürbiskernöl, Walnussöl oder Sesamöl verwenden. Durch die Wahl des Öles lässt sich der Geschmack des basischen Dressings ganz individuell verfeinern, z.B. passt Walnussöl besonders gut zu Feldsalat. Auch gibt es eine Reihe von Verfeinerungsmöglichkeiten durch basische Gewürzzutaten und Kräuter. So schmeckt das basische Dressing immer mal wieder anders und wird nicht langweilig.

INFO

Benutzen Sie bitte nur solche Kräuter und Öle, die Sie erfahrungsgemäß gut vertragen.

Grundrezept für ein basisches Salatdressing

- Zubereitungszeit: 3 Minuten
- Zutaten (für 2 Personen): 2 Esslöffel kaltgepresstes Sonnenblumenöl, Saft von einer halben Zitrone, etwas Meer- oder Himalayasalz, etwas weißer oder schwarzer Pfeffer
- Zubereitung: Zutaten vermischen und über den Salat geben.
  Verfeinerungsmöglichkeiten: klein gehackte frische Kräuter der Saison, Frühlingszwiebeln, Sesamsalz (Gomasio) oder Ölsaatenmischung. Himalayasalz, Ölsaatenmischung und Sesamsalz gibt es in Reformhäusern und Naturkostläden.

Eisbergsalat mit Karottendressing (F,S,H,W)

- Zubereitungszeit: wenige Minuten
- Zutaten (für 2 Personen): einen halben Kopf Eisbergsalat, 1 kleine Karotte; Zutaten zum basischen Salatdressing (s. Grundrezept S. 107), zusätzlich noch 1/2 Bund Schnittlauch oder andere frische Salatkräuter. Auch frische Gartenkresse eignet sich gut zu diesem Rezept.
- Zubereitung: Die Karotte waschen, schälen und klein raspeln. Das basische Salatdressing herstellen und die Karottenraspel darunter mischen. Den Eisbergsalat waschen, die Blätter in dünnen Streifen schneiden und mit dem Karottendressing vermischen. Den Schnittlauch oder die Gartenkresse unter den Salat heben.

TIPP

Wenn Sie Karotten nicht vertragen, können Sie anstelle der Karotte auch einen kleinen Kohlrabi zu dem Dressing raspeln.

Pflücksalat mit Kirschtomaten und frischen Sprossen (F,S,H)

- Zubereitungszeit: 15 Minuten
- Zutaten (für 2 Personen): 2 mittlere Portionen Pflücksalat vom Wochenmarkt, 5–6 Kirschtomaten, eine Handvoll frisch gekeimte Sprossen – gibt es auch in vielen Geschäften und auf Wochenmärkten, Zutaten für das basische Salatdressing
- Zubereitung: Den Salat und die Kirschtomaten waschen, die Kirschtomaten halbieren, das Dressing zubereiten. Alle Zutaten zusammen in eine Schüssel geben und mit dem Dressing vermischen.

Salat von rotem Rettich (H,W)

- Zubereitungszeit: 15 Minuten
- Zutaten (für 2 Personen): 1 mittelgroßer roter Rettich, eine Handvoll Sonnenblumenkeimlinge, Zutaten für das basische Dressing mit Distelöl oder Sonnenblumenöl

- Zubereitung: Den Rettich mit der Gemüsebürste unter fließendem Wasser reinigen, mit der Gemüsereibe mittelfein reiben. Das Dressing zubereiten und unter den Rettich mischen. Die Sonnenblumenkeimlinge darüber streuen.

Sonnenblumenkeimlinge erhalten sie nicht im Verkauf, sie sind aber sehr leicht auf der Fensterbank zum Keimen zu bringen. Wenn Sie sich nicht trauen oder keine Zeit dazu haben, dann können Sie auch fertige Kressekeimlinge oder Brokkolikeimlinge verwenden.

Sommerlicher Rukolasalat mit Avocado (S,H)

- Zubereitungszeit: 15 Minuten
- Zutaten (für 2 Personen): 3 Hände voll Rukola, 6 Kirschtomaten, 1 reife Avocado, Zutaten für das basische Salatdressing mit Olivenöl
- Zubereitung: Die Rukolablätter waschen, abtropfen lassen und in eine Salatschüssel geben. Die Kirschtomaten waschen, halbieren und zum Rukola geben. Die Avocado halbieren und auslösen. Wenn Sie richtig reif ist, lässt sich die Schale ganz leicht von Hand abziehen. Die Avocado in kleine Scheiben schneiden und zum Salat geben. Das basische Salatdressing zubereiten und mit den Salatzutaten vermischen.

  Verfeinerung: Je nach Verträglichkeit können Sie einige Mandelblätter oder einen Esslöffel Ölsaaten darüber streuen.

INFO

Rukola (Salatrauke) ist besonders reich an Calcium: 100 g Rauke enthalten 25 % mehr Calcium als 100 g Vollmilch.

Gut zu wissen

Vitamin-D-Spender Avocado

Avocado ist eines der wenigen pflanzlichen Lebensmittel, das Vitamin D enthält. Vitamin D ist maßgeblich an der Aufnahme von Calcium aus der Nahrung beteiligt – wichtig zur Vorbeugung von Osteoporose.

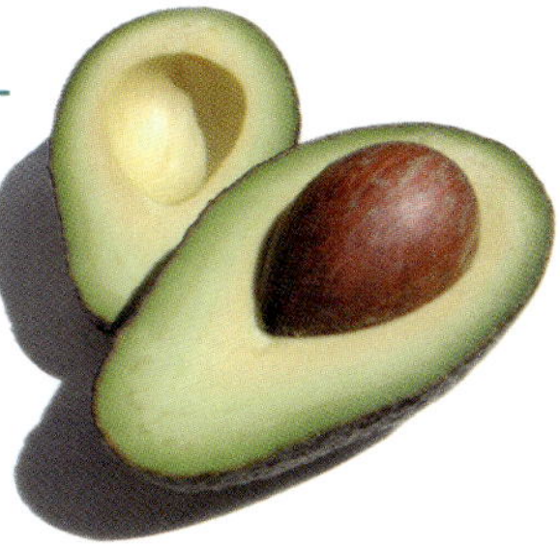

Salat von Kohlrabispaghetti (S,H,W)

- Zubereitungszeit: 20 Minuten
- Zutaten (für 2 Personen): 2 kleine oder eine große Kohlrabi (die kleineren Blättchen vom Kohlrabi aufbewahren), eine halbe kleine Zwiebel, Kräutersalz, ein Schälchen Garten- oder Brunnenkresse, Zutaten für das basische Salatdressing
- Zubereitung: Den Kohlrabi waschen, schälen und in einer Gemüsespaghettimaschine (s. u.) zu dünnen Spiralen verarbeiten. Das Dressing zubereiten und unter die Kohlrabispaghetti mischen. Dieser Salat lässt sich auch sehr gut mit einigen schwarzen Oliven und/oder einigen halbierten Kirschtomaten verfeinern.

INFO

Wenn Sie anstelle von Sonnenblumenöl Sesamöl verwenden, erhält der Salat ein angenehm nussiges Aroma – zudem enthält Sesamöl sehr viel Calcium.

Gut zu wissen

Wie Gemüse zu Spaghetti wird ...

Eine Gemüsespaghettimaschine (unter dem Namen Spirali im Handel) ist ideal, um aus Gemüse Spaghetti zu machen. Mit einer solchen Maschine wird das Gemüse mit einer Kurbel so aufgeschnitten, dass sehr lange, dünne, spaghettiartige Fäden entstehen. Durch diese feine Schneidweise erhält das Gemüse ein deutlich verfeinertes Aroma – das kommt sowohl in einer klaren Brühe als auch in Öl gedünstet gut zur Geltung. Sie können das Gemüse natürlich auch mit einer feinen Raspel zerkleinern.

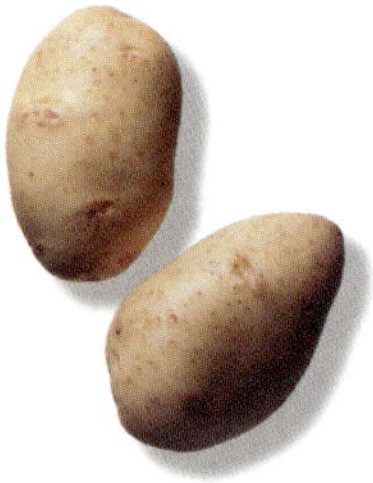

Matteos Kartoffelsalat

- Zubereitungszeit: 40 Minuten, die Kochzeit für die Kartoffeln mit eingerechnet
- Zutaten (für 2 Personen): 8 mittelgroße, vorwiegend fest kochende Kartoffeln, 1 kleine Gemüsezwiebel, 1/2 Liter Gemüsebrühe, etwas Muskat, weißer Pfeffer, Meersalz, Herbes de Provence, 2 Esslöffel Sonnenblumenöl (auch Sesamöl ist möglich), Saft einer halben Zitrone

- Zubereitung: Die Kartoffeln mit der Schale in Salzwasser weich kochen, das Wasser abschütten und die Kartoffeln nach dem Abkühlen schälen und mit einer Gemüsereibe in dünne Scheiben reiben. Während die Kartoffeln abkühlen die Zwiebel schälen und sehr fein hacken. Aus dem Öl, dem Zitronensaft und den Gewürzen eine Salatsoße herstellen. Eine gekochte, geschälte Kartoffel mit der Gabel zerdrücken und mit der Gemüsebrühe vermischen. Die Kartoffel-Gemüsebrühe mit der Salatsoße vermischen, die Zwiebel dazu geben und alles unter die geriebenen Kartoffeln mischen. Mit etwas Kresse oder Petersilie verziert servieren.

TIPP

Dieses Gericht eignet sich gut zum Vorbereiten für einige Tage. Verdoppeln oder verdreifachen Sie die Menge, dann haben Sie ein basisches Essen auf Vorrat, wenn es mal schnell gehen muss.

Carpaccios

Nicht nur Fleisch oder Fisch, auch Gemüse und Pilze haben einen feineren Geschmack, wenn sie als Carpaccio zubereitet werden.

Carpaccio von Zucchini mit Zitronenthymian (S,H)

- Zubereitungszeit: 10–15 Minuten
- Zutaten (für 2 Personen): 2 kleine, feste Zucchini, 2 Esslöffel Olivenöl, 2 Esslöffel Zitronensaft, Meersalz, weißer Pfeffer, eine Handvoll Zitronenthymian (bzw. ein anderes aromatisches Kraut, das Sie vertragen), 3–4 Blüten der Saison
- Zubereitung: Zucchini waschen und mit einem Gemüse- oder Trüffelhobel in sehr dünne Scheiben hobeln. Die dünnen Scheiben auf einen großen Teller oder auf einer runden Platte fächerförmig auslegen. Aus dem Öl, dem Zitronensaft und den Gewürzen eine Marinade herstellen. Die Marinade über die Zucchinischeiben mit einem Löffel gleichmäßig verteilen und mit einigen Blüten der Saison verzieren – zum Beispiel mit Kapuzinerkresseblüten oder Zucchiniblüten.

TIPP

Tipp: Wenn Sie die Marinade mit einem Milchaufschäumer vermixen, entsteht eine homogene, schaumige Masse.

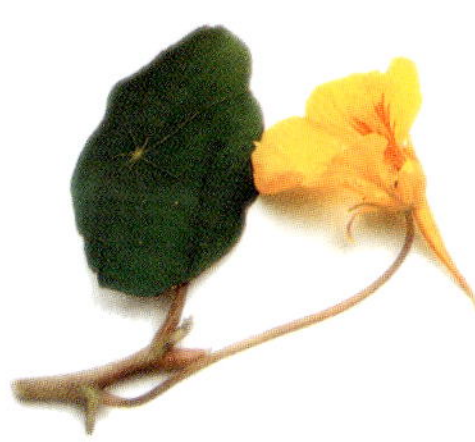

Zwischenmahlzeiten

Zwischenmahlzeiten sind immer dann angesagt, wenn Sie Hunger oder Gelüste verspüren. Bevor Sie sich quälen, greifen Sie zu einer der angebotenen Möglichkeiten. Zwischenmahlzeiten müssen nicht sein. Wenn Sie durch die Hauptmahlzeiten gut gesättigt sind, ist das in Ordnung so.

Gut zu wissen

Trinken hilft gegen den kleinen Hunger

Immer wenn Sie das Bedürfnis nach einer Zwischenmahlzeit verspüren, sollten Sie erst einmal einen Schluck Kräutertee oder Wasser trinken. Meist ist der Magen dann schon so weit zufrieden, dass das Hungergefühl erst einmal eingedämmt ist.

INFO

Geschwefeltes Trockenobst reagiert sauer!

Wenn es dann doch eine Zwischenmahlzeit sein soll, dann kommen folgende Lebensmittel in Frage:

- Alle Sorten von Trockenobst – natürlich ungeschwefelt! Ob Feigen, Datteln, Aprikosen oder getrocknete Apfelringe – essen Sie die Sorten, die Sie mögen und auch gut vertragen. Besonders lecker finde ich getrocknete Mangoscheiben. Und der positive Effekt dabei ist: Sie können dabei kauen üben. Sie wissen ja: pro Apfelring 30- bis 50-mal kauen heißt besser verdauen …
- Wenn Sie es lieber salzig mögen, können Sie auch einige grüne oder schwarze Oliven essen.
- Auch Mandeln, soweit verträglich, sind erlaubt.

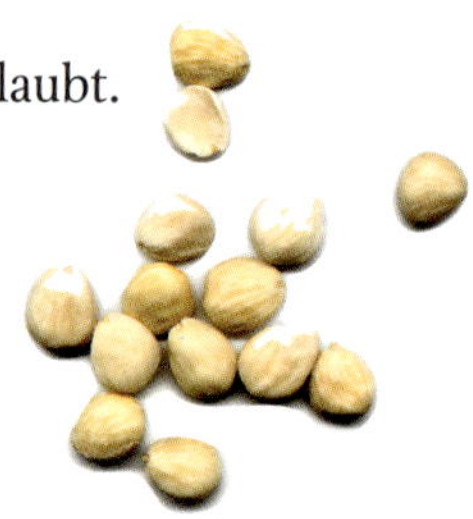

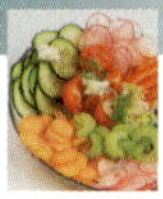

Tipps fürs Abendessen

Denken Sie daran, dass das Abendessen sparsam ausfallen sollte und essen Sie möglichst vor 18 Uhr. Da Rohkost ab 14 Uhr nicht mehr geeignet ist, kommt für das Abendessen z.B. gedünstetes Gemüse oder ein Süppchen in Frage.

Suppen

- **Matteos „Klare" mit Kartoffelspaghetti (F,S,H,W)**

- Zubereitungszeit: 30 Minuten
- Zutaten (für 2 Personen): 2 mittlere oder eine sehr große Kartoffel, evtl. eine kleine Zwiebel, ein Gemüsebrühwürfel für einen 1/2 Liter Brühe oder eine selbst hergestellte Gemüsebrühe, weißer Pfeffer, etwas Muskat, eine kleine Prise Salz, 2 Esslöffel Sonnenblumenöl. Eventuell zum Verzieren: 2 Esslöffel Sprossen oder etwas Petersilie
- Zubereitung: Die Kartoffeln schälen und in der Gemüsespaghettimaschine zu langen Spaghetti verarbeiten. Wenn sie Zwiebeln verwenden möchten, schneiden Sie die Zwiebel in feine Würfelchen und dünsten Sie die Zwiebeln in etwas Sonnenblumenöl glasig. Gemüsebrühe dazugeben und die Kartoffelspaghetti in der Gemüsebrühe wenige Minuten garen.
  Vorsicht: Durch die dünne Schneidweise der Spaghettimaschine sind die Kartoffeln sehr schnell gar! Wenn Sie zum Zerkleinern der Kartoffeln eine Gemüsereibe benutzen, ist das Ergebnis etwas gröber und braucht einige Minuten länger.
  Die Suppe kann nach Belieben mit einigen frischen Kräutern oder Sprossen garniert serviert werden. Besonders gut passen Petersilie, Brokkoli- oder Rukolasprossen.

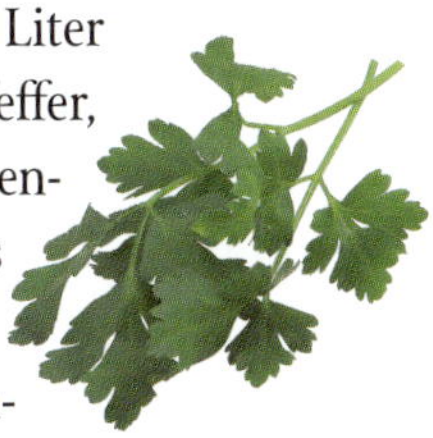

INFO

Wenn Sie Kräuter gut vertragen, können Sie der Gemüsebrühe einige Blätter Glattpetersilie zufügen. Sie schmeckt sehr aromatisch und verfeinert die Suppe.

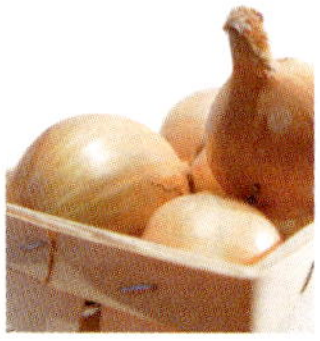

Klare Brühe mit gemischten Gemüsespaghetti (S,H)

- Zubereitungszeit: 25 Minuten
- Zutaten (für 2 Personen): $^1/_2$ Karotte, $^1/_2$ Zucchini, 1 Liter Gemüsebrühe, $^1/_2$ Bund Glattpetersilie. Wenn Sie Zwiebeln vertragen, können Sie eine kleingewürfelte Schalotte dazu geben.
- Zubereitung: Um die Spaghetti zuzubereiten, ist die bereits genannte Gemüsespaghettimaschine (s. Seite 110) ideal. Sie können das Gemüse natürlich auch mit einer feinen Raspel zerkleinern. Geben Sie die Gemüsespaghetti in die Gemüsebrühe und garen Sie die Gemüsemischung etwa 10 Minuten. Mit klein geschnittener Glattpetersilie bestreut servieren.

Zucchinicremesüppchen (S,H)

- Zubereitungszeit: 30 Minuten
- Zutaten (für 2 Personen): 2 große Zucchini, 2 mittlere Kartoffeln, evtl. 1 Zwiebel, $^1/_2$ l Gemüsebrühe (je nach Menge), 2 Esslöffel kaltgepresstes Olivenöl. Als Kräuter kommen frischer Dill, Petersilie, Gartenkresse, Glattpetersilie oder Bibernelle in Betracht.

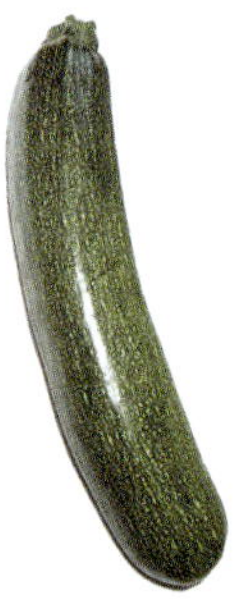

- Zubereitung: Die Zucchini und die Kartoffeln waschen, schälen und in dicke Scheiben schneiden. Falls Sie Zwiebeln dazu verwenden, diese in kleine Würfelchen schneiden. Das Olivenöl in einem Topf erhitzen, die Zwiebeln darin glasig dünsten. (Wenn Sie keine Zwiebeln verwenden möchten, dann dünsten Sie die Zucchini und die Kartoffeln leicht in dem Olivenöl an.) Danach die Zucchini und die Kartoffeln dazu geben. Gleich mit der Hälfte der Gemüsebrühe ablöschen. Während die Suppe kocht die Kräuter mit dem Wiegemesser sehr fein hacken und 2 gestrichene Esslöffel zur Garnierung zur Seite legen. Die restlichen Kräuter nach etwa 10 Minuten zur Suppe geben. Nach 20 Minuten mit der Gabel eine Garprobe machen. Wenn die Gemüse gar sind, werden sie mit dem Zauberstab püriert. Nun mit so viel Gemüsebrühe auffüllen, bis das Süppchen eine schön cremige Konsistenz hat. Mit den zur Seite gelegten frischen Kräutern garniert servieren.

Italienische Vorspeisen

- **Marinierte Zucchini, marinierte Auberginen (S,H)**

- Zubereitungszeit: 25 Minuten
- Zutaten (für 2 Personen): 2 mittlere, feste Zucchini oder 2 mittlere, reife Auberginen, 4 Esslöffel kaltgepresstes Olivenöl, Saft von 1 Zitrone, Kräuter der Provence oder frische aromatische Kräuter (die Sie vertragen!), schwarzer Pfeffer, etwas Meersalz, etwa 7 schwarze entkernte Oliven. Achten Sie darauf, dass die Oliven nicht mit Eisenglukonat gefärbt sind.
- Zubereitung: Die Zucchini/Auberginen waschen, abtupfen und mit einem scharfen Messer in dünnen Scheiben schneiden. Zwei Esslöffel Olivenöl in einer Pfanne erhitzen, die Zucchini-/Auberginenscheiben dazugeben und vorsichtig andünsten, so dass die Scheiben nicht schwarz werden – das wäre sehr ungesund! Aus dem übrigen Olivenöl, dem Zitronensaft und den Kräutern eine Marinade herstellen. Die Oliven halbieren. Die gedünsteten Zucchini-/Auberginenscheiben lagenweise in eine kleine Schüssel schichten. Dabei jede Lage mit einigen Olivenhälften belegen und einen Teil der Marinade darüber träufeln. Die Schüssel mit einem Deckel oder einem Teller bedecken und mindestens 2 Tage im Kühlschrank ziehen lassen.

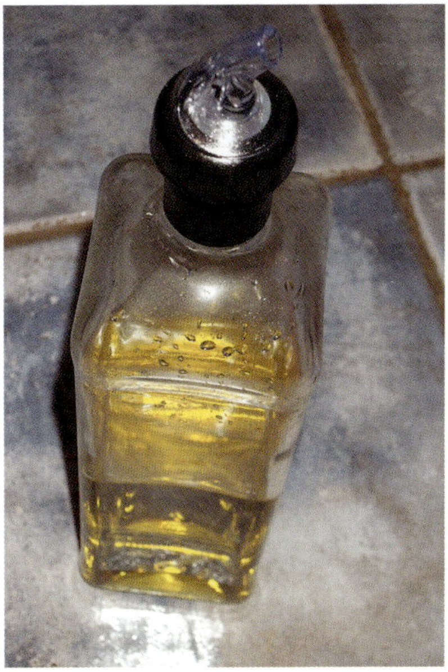

Verwenden Sie nur kaltgepresstes Olivenöl.

Beide Gerichte können Sie gut in einer größeren Menge im Voraus zubereiten und am nächsten Tag mit zur Arbeit nehmen. Sie schmecken auch kalt ganz lecker und sind im „Hungerfall" sofort greifbar.

TIPP

Marinierte Gemüse sind übrigens auch als kleines Mitbringsel bei Einladungen eine gute Idee!

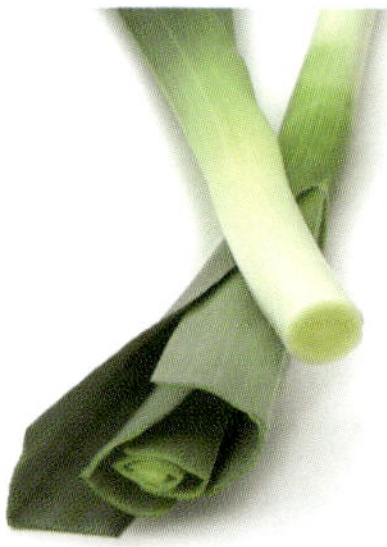

Gemüsegerichte

Alle Gemüse außer Spargel, Artischocken und Rosenkohl sind erlaubt. Sie dürfen die Gemüsegerichte zusammenstellen, wie Sie möchten, achten Sie aber darauf, dass Sie nie mehr als drei Gemüsesorten mischen. Wenn Sie Nahrungsmittelunverträglichkeiten haben, ist es sogar besser, pro Mahlzeit immer nur eine Sorte zu essen.

Grundrezept für Gemüse aus dem Gemüsedämpfer

Das auf Seite 87 vorgestellte schonende Verfahren des Gemüsedämpfens ist sicher die gesündeste Art, Gemüsegerichte warm zuzubereiten. Auf diese Weise bleiben die Mineralien weitgehend erhalten.
Nach dem folgenden Rezept können Sie jedes Gemüse zubereiten:

- Zutaten: 1–3 Gemüsesorten, die Sie gerne essen und auch gut vertragen.
- Zubereitung: Die Gemüse schälen, waschen und in der gewünschten Form klein schneiden. Den Boden des Gemüsedämpfers mit maximal $^{1}/_{2}$ Liter Wasser bedecken. Das klein geschnittene Gemüse in den Siebteil des Gemüsedämpfers geben. Wenn das Siebteil im Gemüsedämpfer steckt, darf das Gemüse nicht im Wasser liegen – das Wasser soll nur den Boden bedecken, nicht das Gemüse. Erhitzen Sie den Topf und garen Sie das Gemüse so lange, bis es bissfest ist. Machen Sie eine Garprobe mit einem Messer.
  Das auf diese Weise gegarte Gemüse ist genauso schnell fertig wie das auf die herkömmliche Weise zubereitete. Der Unterschied liegt in der Farbe und vor allem im Geschmack des Gemüses sowie im Nährstoffgehalt. Zum Würzen können Sie nun etwas Kräutersalz dazu geben.
  Geschmacksverfeinerung: Schneiden Sie eine kleine Schalotte, erwärmen Sie 2 Esslöffel Olivenöl mit der Schalotte in einen Kochtopf und schwenken Sie das Gemüse kurz darin. Eventuell können Sie mit ein wenig Kräutersalz nachwürzen.

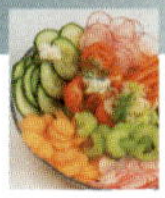

- **Auberginengemüse provencale (S,H)**
- Zubereitungszeit: 15 Minuten
- Zutaten (für 2 Personen): 1 mittelgroße, reife Aubergine, 1–2 Teelöffel Kräuter der Provence, 2 Esslöffel Olivenöl.
- Zubereitung: Die Aubergine waschen und in Würfel schneiden. Das Olivenöl in einem Topf leicht erhitzen, die Auberginen darin unter Umrühren einige Minuten andünsten, bis sie gerade beginnen, weich zu werden. Die Kräuter der Provence darunter mischen und mit einem Rosmarinzweig oder etwas Lavendel servieren. Dazu passen: Backofenkartoffeln oder Zucchinigemüse.

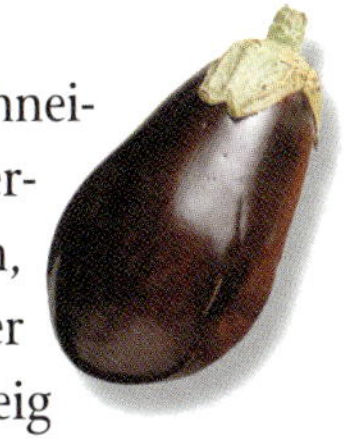

- **Fenchelgemüse (H,W,F)**
- Zubereitungszeit: 15–20 Minuten
- Zutaten (2 Personen): 2 kleine Fenchelknollen, etwas Fenchelgrün
- Zubereitung: Die Fenchelknollen waschen, eventuell die äußere holzige Schale entfernen, das Fenchelgrün mit verwenden. Die Knollen halbieren und mit dem Fenchelgrün zusammen im Gemüsedämpfer etwa 10 Minuten dämpfen. Wenn Sie einen großen Fenchel verwenden, verlängert sich die Garzeit auf 15 Minuten. Fenchel schmeckt so aromatisch, dass Sie keine weitere Gewürze benötigen. Dazu können sie 2 Pellkartoffeln oder einige Karotten essen.

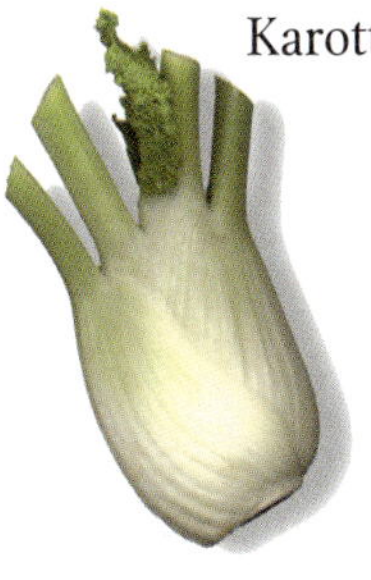

Kartoffelgemüse tricolore (F,S,H,W)

- Zubereitungszeit: 20 Minuten
- Zutaten (für 2 Personen): 2 mittelgroße Kartoffeln, eine Hand voll grüne Bohnen (haricot vert, dünn), 2 kleine Karotten, 2 Esslöffel kaltgepresstes Sonnenblumenöl, Gewürze nach Verträglichkeit: evtl. eine kleine Schalotte, Bohnenkraut, weißer Pfeffer, gemahlener Koriander, ein halber Würfel Gemüsebrühe
- Zubereitung: Die Kartoffeln schälen, waschen und in kleine Würfel schneiden. Die Bohnen waschen, die Spitzen entfernen und klein schneiden. Die Karotten schälen, waschen und ebenfalls in kleine Würfel schneiden. Die Schalotte, soweit Sie diese verwenden wollen, schälen und in kleine Würfelchen schneiden. Das Öl in der Pfanne erhitzen, die Schalotte darin glasig dünsten, dann die übrigen Gemüse dazu geben und kurz andünsten. Die Gemüsebrühe in $^1/_2$ Liter heißem Wasser auflösen und Gemüse dazu geben. Die Gewürze – je nach Verträglichkeit – dazu geben. Nach etwa 12 Minuten sind die Bohnen und die Karotten „al dente", die Kartoffeln dagegen so weich, dass sie den Gemüsebrühefond sämig werden lassen. Schmeckt superlecker.

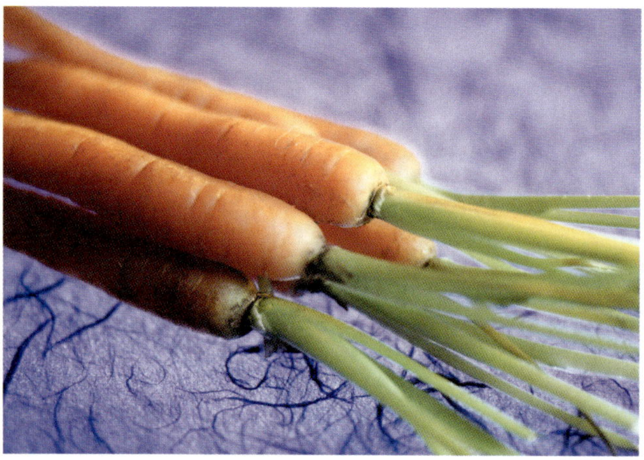

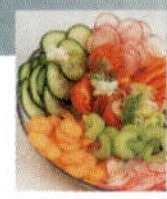

Mangold-Kürbis-Pfanne (H,W,F)

- Zubereitungszeit: 5 Minuten
- Zutaten (für 2 Personen): Etwa 4 Blätter Mangold, 2 sehr kleine oder 1 mittlerer Hokaidokürbis (schmeckt am aromatischsten), 2 Esslöffel Sesamöl, etwas Kräutersalz, etwas weißer Pfeffer
- Zubereitung: Den Hokaidokürbis mit der Gemüsebürste unter fließendem Wasser abbürsten, den Mangold waschen. Den Hokaido in kleine Scheiben schneiden, den Mangold dritteln und die Gemüse im Gemüsedämpfer 8–10 Minuten dämpfen. Wenn Sie zu große Hokaidostücke geschnitten haben, sollten Sie den Hokaido 2 Minuten vor dem Mangold in den Topf geben. Das Olivenöl in einer Pfanne erwärmen und das gedämpfte Gemüse kurz darin wenden. Mit den Gewürzen abschmecken und servieren.

Radicchio auf italienische Art (F,H,W)

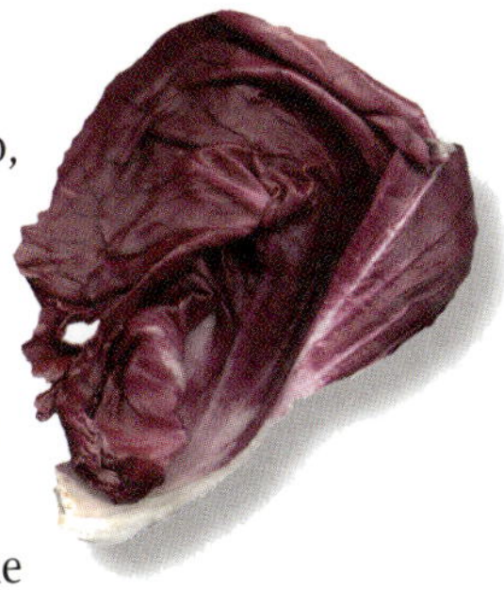

- Zubereitungszeit: 5 Minuten
- Zutaten für (2 Personen): 2 mittelgroße Radicchio, 1 Esslöffel Olivenöl, etwas Kräutersalz, etwas weißer Pfeffer
- Zubereitung: Die beiden Radicchio waschen, abtropfen lassen und der Länge nach halbieren. In einer Pfanne oder einem Topf das Olivenöl erhitzen, dann die 4 Radicchiohälften dazu geben. Die Radicchiohälften, je nach Größe, auf jeder Seite etwa 2 Minuten dünsten. Mit den Gewürzen abschmecken und warm servieren.
  Wer Radicchio nur als Salat kennt, sollte diese in Italien beliebte Variante einmal probieren – gedünstet schmeckt Radicchio sehr würzig.

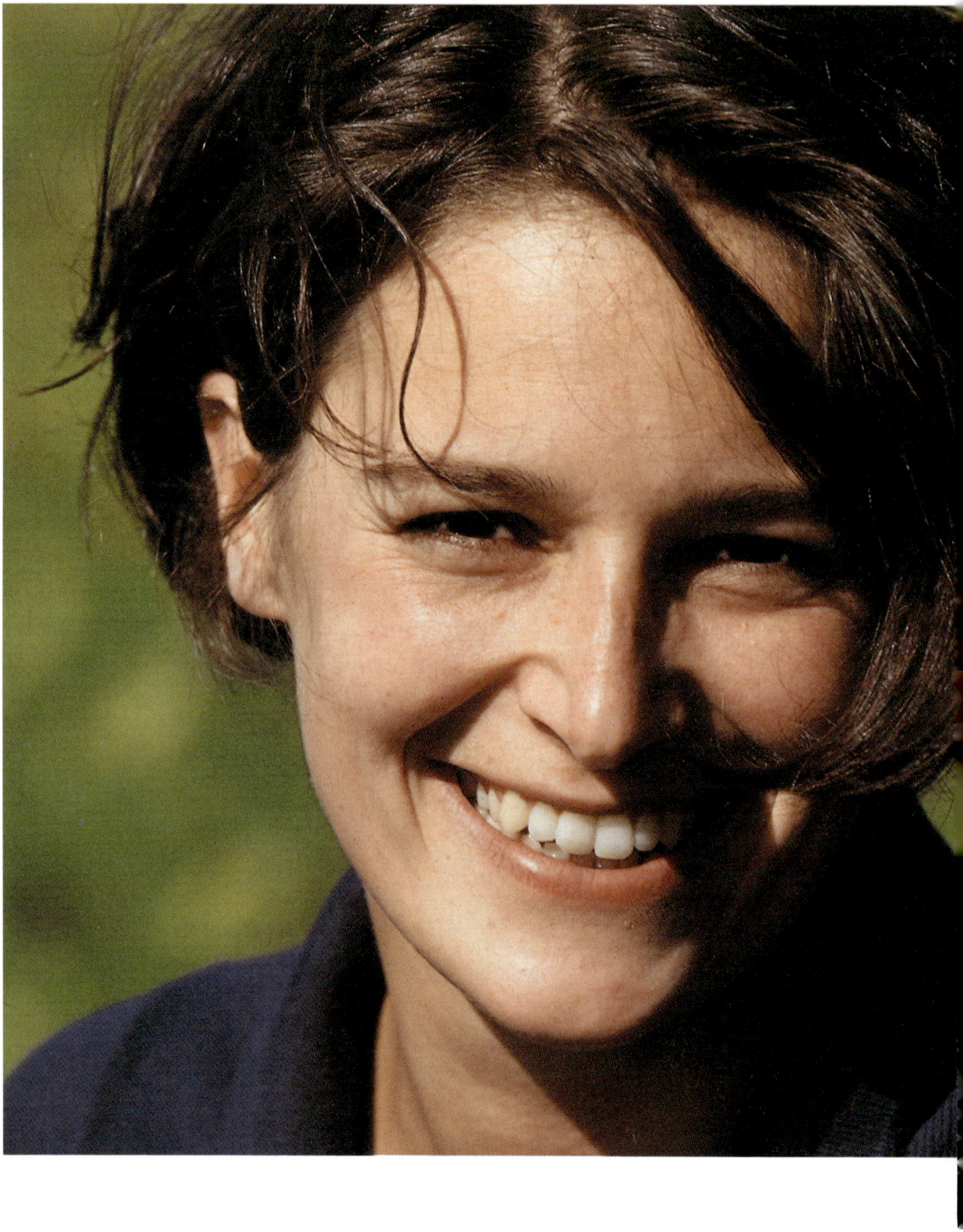

Das Erhaltungsprogramm – Basenfasten als Allergievorsorge

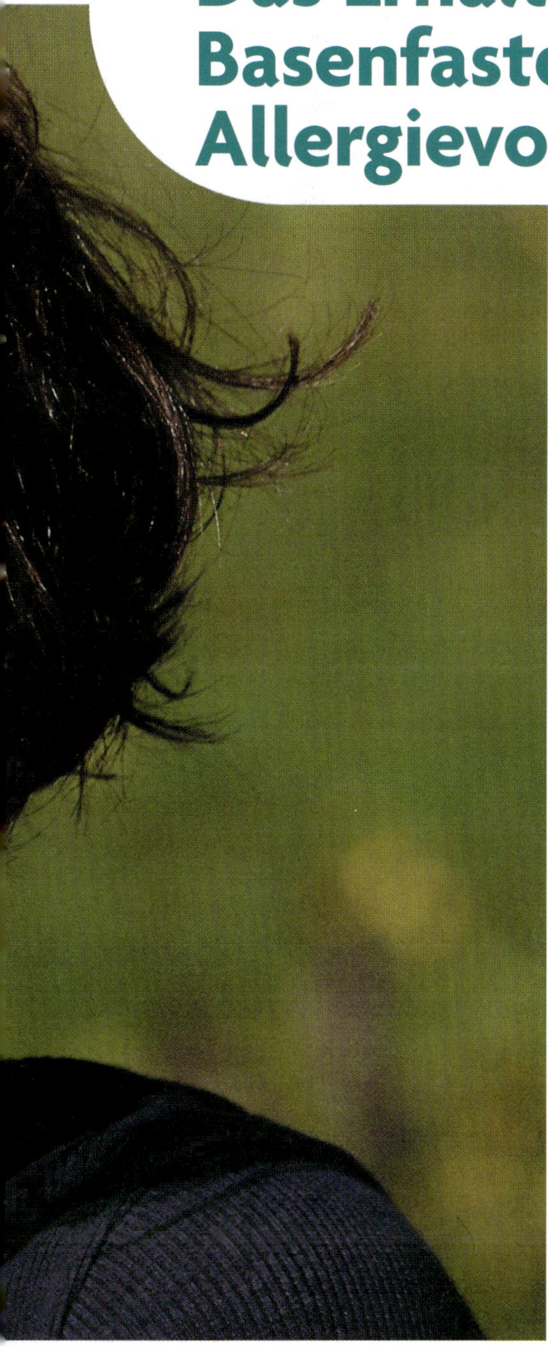

Hinter dem Konzept Basenfasten verbirgt sich von Anfang an der Grundgedanke, dass Basenfasten der Einstieg in eine langfristige Umstellung der Ernährungsgewohnheiten sein kann. Dass dieses Konzept funktioniert, erfahren wir zu unserer großen Freude täglich in der Praxis.

Jeder Mensch hat bei der Ernährungsumstellung sein eigenes Tempo. Manche können, nachdem sie Basenfasten kennen gelernt haben, eine solche Idee sofort in ihren Alltag integrieren. Andere wiederum tasten sich sehr vorsichtig und langsam heran und stellen ihre Ernährungsweise zunächst nur in einigen Bereichen um. Folgen Sie einfach Ihrer inneren Stimme – nach 1 oder 2 Wochen Basenfasten ist man meist so gut entsäuert, dass man sie wieder hört!

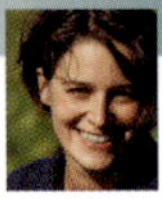

Die Zeit nach dem Basenfasten

INFO

Basenfasten – der Schlüssel zu einer langfristigen Ernährungsumstellung.

Wenn nach 1, 2 oder auch 3 Wochen ein duftender Cappuccino wie eine Fata Morgana vor Ihnen auftaucht – dann wird es Zeit, sich über „die Zeit danach" Gedanken zu machen. Jetzt kommt es darauf an, sich so zu ernähren, dass Sie nicht nach 3 Wochen eine erneute Basenfastenkur nötig haben. Und das heißt: Nicht gleich mit 100% Säurebildnern zu beginnen. Prinzipiell dürfen Säurebildner jetzt wieder gegessen werden, wenn sie in einem gesunden Verhältnis zu den basenbildenden Nahrungsmitteln stehen.

Wie gesagt hat jeder sein eigenes Tempo bei der Ernährungsumstellung – das heißt aber nicht, dass es völlig egal ist, was Sie nach der Basenfastenzeit essen. Worauf kommt es an?

Gut zu wissen

Die Ernährung nach dem Basenfasten

Achten Sie darauf, dass auf ihrem Speiseplan so viel wie möglich Basenbildner und so wenig wie möglich Säurebildner stehen.

Säurebildner ist nicht gleich Säurebildner

INFO

Ein hoher Konsum an Säureerzeugern führt Sie schneller wieder in die Übersäuerung und in die Allergie.

Wie bereits auf Seite 68 erläutert wurde, gibt es unter den Säurebildnern solche, die dem Körper Säuren zuführen – das sind die Säurebildner. Es gibt aber auch solche, die dem Körper Säuren zuführen und ihm *zusätzlich* noch basische Mineralien entziehen – das sind die so genannten Säureerzeuger wie Zucker, Limonaden, Kaffee und Weißmehlprodukte. Es ist daher sinnvoll, den Anteil der Säureerzeuger in der täglichen Nahrung so niedrig wie möglich zu halten.

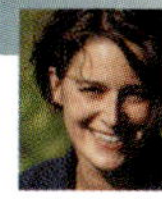

Getreide und Getreideprodukte

Die ersten Säurebildner, die Sie wieder essen dürfen, sind Getreideprodukte, denn die meisten von ihnen sind nur leichte Säurebildner und haben einen hohen gesundheitlichen Wert. Besonders Dinkel, Hirse, Reis, Kamut (ägyptischer Urweizen), Amaranth und Quinoa sind nur leichte Säurebildner. Auch ist es wichtig, dass Sie die Getreide als Vollwertgetreide verwenden. Als Auszugsprodukte oder poliert reagieren sie sehr sauer.

Saure Gemüsesorten und Sojaprodukte

Spargel, Rosenkohl und Artischocken sowie Soja und Sojaprodukte sind nach dem Basenfasten ebenfalls wieder erlaubt. Voraussetzung dafür ist natürlich, dass Sie dagegen keine Allergien oder Unverträglichkeiten haben.

Fleisch- und Wurstwaren

Diese Säurebildner sollten Sie auf 1–2 Mahlzeiten in der Woche beschränken. Besser ist es, Fisch zu essen. Fisch enthält die wertvolleren Fette. Allerdings sind manche Fischsorten so stark überzüchtet – z. B. Lachs und Krabben –, dass es ratsam ist, „unpopulärere" Sorten zu essen. Hinzu kommt, dass Allergien auf Krustentiere recht weit verbreitet sind. Wer an Histaminintoleranz leidet, sollte den Konsum von Krustentieren und geräuchertem Fisch und Wurst stark einschränken.

TIPP

Optimal für unseren Säure-Basen-Haushalt: Nicht mehr als 1- bis 2-mal Fleisch, Wurst oder Fisch in der Woche.

Auch wenn ein einheimischer Fisch den Fleisch- und Wurstwaren vorzuziehen ist, sollten Sie auch Fisch nicht mehr als 2-mal die Woche essen. Da die meisten Menschen heutzutage unter Bewegungsmangel leiden, rechtfertigt sich ein höherer Eiweißkonsum kaum: Eiweiß braucht körperliche Tätigkeit, um abgebaut zu werden, denn sonst lagert es sich im Körper ab. Die meisten Menschen sitzen aber in Büros, an Kassen, stehen hinter Ladentheken usw. Zwei Stunden Fitnessstudio in der Woche machen diesen Bewegungsmangel nicht wett.

Milch und Milchprodukte

Gut zu wissen

Verzichten Sie auf Milch und Milchprodukte!

Allergien reagieren allergisch auf Milch! Ein Mensch, der zu Allergien neigt, etwa weil er erblich vorbelastet ist, sollte deshalb weitgehend auf Kuhmilchprodukte verzichten.

INFO

Kaum eine Substanz fördert die Verbreitung und die Verschlimmerung von Allergien mehr als Milch und Milchprodukte!

Was ist gegen die Milch vorzutragen?

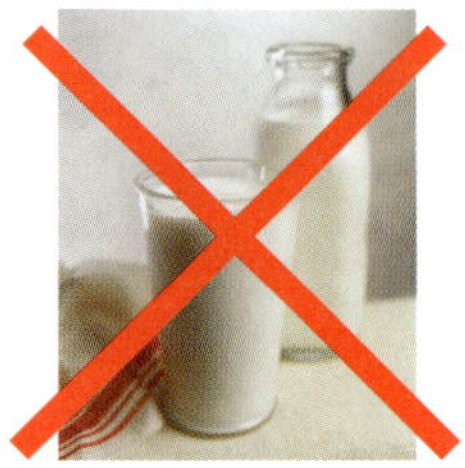

- Entgegen vieler Angaben in der Literatur ist die pasteurisierte Milch, wie wir sie kaufen können, nicht basisch. Nur Rohmilch reagiert basisch.
- Milch wird von Menschen und Tieren als Säuglingsnahrungsmittel produziert. Ein Kälbchen muss in kürzerer Zeit viel mehr wachsen als ein menschlicher Säugling. Deshalb ist die Kuhmilch viel reicher an Eiweiß als die Menschenmilch. Ein Erwachsener, der viel Kuhmilchprodukte zu sich nimmt, überernährt sich automatisch. Leider wird die Milch auch oft als Getränk angesehen. Sie sollte als „Essen“ gezählt werden.
- Kuhmilchallergie ist eine der häufigsten Nahrungsmittelallergien. Womit das zusammenhängt, ist wissenschaftlich noch nicht geklärt. Man geht aber davon aus, dass die große Menge, in denen Kuhmilch und Kuhmilchprodukte verzehrt werden, ein Hauptgrund dafür ist. Sieht man sich nur einmal die Kühlregale mit ihren Milchprodukten an – Käse, Jogurts, Puddings, Milchschnitten – dann wird schnell klar, wie viel Milchprodukte täglich auf unserem Tisch landen. Interessanterweise kommen Allergien auf Ziegen- und Schafsmilch viel seltener vor.
- Milch wirkt stark schleimbildend. Diese Eigenschaft kann ein Mensch, der allergischen Schnupfen, Asthma oder allergisch bedingte Nasennebenhöhlenentzündung hat, nun gar nicht gebrauchen. Da Basenfasten völlig frei von Milchprodukten ist, stellt allein das schon eine enorme Erleichterung für viele Allergiker dar.

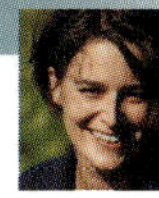

Was kann ich tun, um allergiefrei zu werden?

Ein bis zwei Wochen Basenfasten reichen nicht aus, um für den Rest des Lebens allergiefrei zu sein! Wie bereits gesagt handelt es sich bei Allergien um ein so vielschichtiges Krankheitsgeschehen, dass ein langfristiges und konsequentes Vorgehen gefragt ist.

Der positive Effekt des Basenfastens ist letztlich auf die Entsäuerung und damit auf die Entschlackung des Körpers zurückzuführen. Es liegt nun an Ihnen und Ihrer Ernährungs- und Lebensweise, wie schnell Sie Ihre Säurelager wieder aufbauen. Am besten für Ihre Gesundheit wäre es, wenn Sie es erst gar nicht wieder zu einer solchen Übersäuerung kommen lassen, dass Ihr Organismus mit Allergien reagieren muss. Dafür gibt es eine Strategie für die Zukunft: Das Basenfasten-Allergie-Programm.

Das Basenfasten-Allergie-Programm

Dieses Programm ist aus der Praxis des Basenfastens heraus entstanden, denn immer wieder bekommen wir Rückmeldungen von Patienten und Fastenkursteilnehmern, dass sie mit Basenfasten und anschließender Ernährungsumstellung ihre Allergien im Griff haben. Das Basenfasten-Allergie-Programm besteht aus drei Stufen:

Gut zu wissen

Das 3-Stufen-Basenfasten-Allergie-Programm

1. Stufe: 2 Wochen Basenfasten – möglichst außerhalb der Haupt-allergie-Saison.
2. Stufe: Umstellung der Ernährung nach der 80:20-Regel unter Berücksichtigung der Lebensmittelverträglichkeit.
3. Stufe: Je nach Schweregrad der Allergien 1- bis 2-mal pro Jahr Wiederholung des reinen Basenfastens für je 1 oder 2 Wochen.

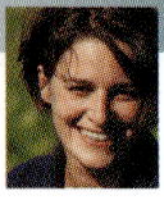

INFO

Der Anteil der Lebensweise an der Übersäuerung ist nicht zu unterschätzen!

Und der Erfolg? Im 1. Jahr nach zwei Basenfasten-Wochen werden Sie, je nach Schweregrad der Allergien Erleichterungen verspüren. Im 2. Jahr ist die Allergie deutlich weniger ausgeprägt oder bereits nicht mehr zu merken. Im 3. Jahr treten die Allergien nur noch andeutungsweise auf, wenn Sie sich zu lange säureüberschüssig ernährt haben. Wenn Sie sich an dieses Programm halten und sich kein Erfolg bei Ihnen einstellt, dann sollten Sie sich über die „Säurebildner" in Ihrer Lebensweise Gedanken machen (s. Seite 131).

Gut zu wissen

Ändern Sie Ihre Lebensweise – entsäuern Sie Ihr Leben!

Wie beim Heilfasten so entsteht auch beim Basenfasten das Bedürfnis, seine Lebensweise gesünder zu gestalten. Nutzen Sie diese Gelegenheit und verändern Sie Ihr Leben so, dass Sie gesund werden oder bleiben können. In vielen Fällen wird auch eine begleitende homöopathische Behandlung notwendig sein.

Die 80:20-Regel als langfristiges Ziel

80 % der Nahrungsmittel sollten basisch, lediglich 20 % der Nahrungsmittel sollten sauer verstoffwechselt werden. Auch wenn das in der Praxis nicht immer funktioniert – es ist gut, wenn Sie dieses Zahlenverhältnis als Ziel vor Augen haben. Auch wenn Sie sich nur hin und wieder darauf besinnen – machen Sie immer wieder den Versuch, mehr Basenbildner auf den Speiseplan zu setzen. Ernährungsumstellung ist ein Prozess, der einige Jahre dauern kann.

Ein- bis zweimal im Jahr Basenfasten

... Und mögen die Vorsätze noch so gut sein – der Geist ist willig und das Fleisch ist schwach. Dieser Satz hat leider seine Gültigkeit, und kaum ein Mensch kann von sich behaupten, dass seine Willensstärke immer siegt. Erfahrungsgemäß sind Menschen, die fasten, zu Beginn sehr motiviert, vor allem dann, wenn sich die ersten Erfolge zeigen – der Heuschnupfen schwächer ist als sonst, die Blähungen plötzlich

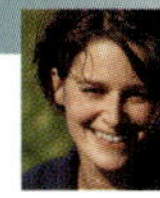

weg sind und so fort. Besonders Fastengruppen wirken sehr motivierend, da die Teilnehmer sich untereinander austauschen können und so noch mehr positive Fasteneffekte kennen lernen. Doch nach einer gewissen Zeit schleicht sich erfahrungsgemäß der Alltag wieder ein, und Säuresünde für Säuresünde hält wieder Einzug in der Küche. Dies kann nach einigen Wochen der Fall sein, es kann auch erst nach einigen Monaten sein. Spätestens dann sollten Sie wieder eine Basenfastenwoche einlegen, um wieder etwas Struktur in Ihre Ernährungsweise zu bekommen.

Gut zu wissen

Das nächste Basenfasten schon im Blick ...

Wenn Sie jetzt gerade basenfasten, notieren Sie sich gleich Ihren nächsten Fastentermin im Kalender: in 6 oder 12 Monaten. So werden Sie automatisch an Ihren guten Vorsatz erinnert und die Chance steigt, dass Ihre guten Vorsätze nicht im Chaos der täglichen Terminfluten untergehen.

Der Basentag für zwischendurch

Wenn alle guten Vorsätze nicht gefruchtet haben und die Säurebildner wieder die Regie auf dem Speiseplan übernehmen, dann gibt es eine schnelle Notlösung: Der Basentag für zwischendurch. Ein basischer Tag hilft wunderbar, wieder in das Säure-Basen-Gleichgewicht zu kommen. Wie geht das? Ganz einfach: Sie nehmen einen Tag lang nur Basenbildner zu sich – siehe Rezepte. Das schafft einen guten Ausgleich für Sündentage.

Eine Patientin, die eine mengenabhängige Weizenunverträglichkeit hat, erzählte mir: „Immer wenn ich merke, dass meine Haut wieder schlechter wird, weil ich zu viele Weizenprodukte gegessen habe, dann lege ich einen rein basischen Tag ein. Die Haut beruhigt sich wieder und meine Toleranz dem Weizen gegenüber wird wieder besser.“ Es muss also nicht immer gleich eine ganze Basenfastenwoche sein – auch ein Basentag schafft schnelle Entlastung im Säure-Basen-Haushalt.

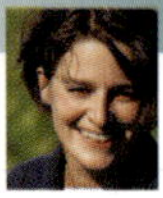

Das Vorsorgeprogramm bei Pollenallergien

INFO

Vorsicht – Desensibilisierungen können sehr hilfreich sein, werden jedoch von manchen Pollenallergikern nicht vertragen!

Das Vorsorgeprogramm beginnt im Herbst bzw. Winter. Wenn Sie z. B. gegen Frühblüher allergisch sind, starten Sie im Oktober mit 1–2 Wochen Basenfasten. Gleichzeitig beginnen Sie nun, Ihr Immunsystem durch eine natürliche Desensibilisierung mit 1–2 Teelöffeln Honig, den Sie gut vertragen, zu trainieren. Wichtig ist, dass der Honig aus der Gegend stammen, in der Sie leben. Honig reagiert leicht sauer, enthält aber viele wertvolle Nährstoffe und Mineralien.

Spätestens 2 Wochen vor Beginn Ihrer Pollensaison beenden Sie die Desensibilisierung. Das wäre bei einer Allergie auf Frühblüher Ende Dezember. Wenn Sie erst ab April Saison haben, dann beginnen Sie im Dezember mit der Kur und beenden sie Mitte März.

Machen Sie danach noch ein oder zwei Wochen Basenfasten zur Stabilisierung.

Gut zu wissen

Desensibilisierung – Training für das Immunsystem

- 3 Monate vor Saisonbeginn 1–2 Wochen Basenfasten.
- 3 Monate vor Saisonbeginn 2-mal täglich ein Teelöffel Bienenhonig bis 2 Wochen vor Ihrem Saisonbeginn.
- Im Anschluss noch einmal 1–2 Wochen Basenfasten.

TIPP

Honig aus biologisch-dynamischem Anbau ist ratsam, da viele Bienenvölker mit Antibiotika behandelt werden.

Und wenn Ihre Nase schon fleißig läuft? Machen Sie während der Pollensaison Basenfasten und verstärken Sie den Effekt durch Einnahme von Basentabletten oder Basenpulver – wie etwa Bullrich's Vital Tabletten. Eine Einnahme von 3-mal 2 Tabletten täglich zu den Mahlzeiten ist eine ideale Dosierung. Dies ist allerdings keine Dauerlösung, sondern sollte nur vorübergehend angewendet werden.

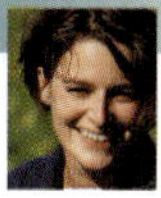

Tipps für Asthmatiker

Asthma tritt häufig in Verbindung mit Hausstaubmilben- und Schimmelpilzallergie auf. Oft besteht auch nur eine erhöhte Empfindlichkeit gegenüber Schimmel. Schimmel begegnet uns in Lebensmitteln nicht nur in sichtbarer Form, z.B. auf Brot, Jogurt oder Marmelade. Schimmel kommt oft auch versteckt vor, z.B. werden die meisten Käsesorten mit Schimmelkulturen angesetzt. Auch andere Lebensmittel, z.B. Fertigsäfte, werden mit Hilfe von Schimmelpilzenzymen hergestellt, auf die Asthmatiker dann allergisch reagieren.

Auch der Wohnraum kann eine Quelle für den nächsten Asthmaanfall sein. Durchsuchen Sie Ihre Wohnung nach Schimmel – besonders Altbauten mit dauerfeuchten Stellen sind schimmelgefährdet. Das ständige Einatmen sporenhaltiger Luft ist generell ungesund – bei einem Asthmatiker kann es zum Anfall führen. Auch Klimaanlagen sind „Keimschleudern" und enthalten auch Schimmelpilzsporen.

Besonders Asthmatiker sollten auf Milchprodukte verzichten. Viele Asthmatiker sind allergisch gegen Milch und Milchprodukte und wissen dies oft nicht. Klären Sie das ab! Aber auch, wenn Sie nicht allergisch gegen Milch sind: Milch wirkt schleimbildend – und ein großes Problem bei Asthma sind die stark verschleimten Bronchien. So belasten Milchprodukte den ohnehin schon belasteten bronchialen Trakt noch zusätzlich. Der Verzicht auf Milchprodukte kann bei Asthma ein kleines Wunder bewirken.

TIPP

Begleitend zum Basenfasten sollte mit einer homöopathischen Konstitutionsbehandlung begonnen werden. Auch die Mineralstofftherapie nach Dr. Schüßler hat sich zusammen mit Basenfasten bei Asthma als sehr erfolgreich erwiesen.

Gut zu wissen

Das sollten Asthmatiker beachten

- Vermeiden Sie Nahrungsmittel, die mit Schimmel zubereitet werden.
- Achten Sie auf sichtbaren Schimmel an Brot, Jogurt, Marmelade usw.
- Vermeiden Sie Schimmel in der Wohnung (lüften!).
- Verzichten Sie auf Milchprodukte!

So schützen Sie Ihr Kind vor Allergien

Wenn Sie oder Ihr Partner an einer Allergie leiden, dann haben Ihre Kinder ein erhöhtes Risiko, auch Allergien zu entwickeln. Dies gilt insbesondere dann, wenn Sie oder Ihr Partner an der atopische Trias leiden (Asthma, Neurodermitis, Heuschnupfen). Aber Allergien sind kein unabwendbares Schicksal. Es gilt inzwischen als erwiesen, dass einige Faktoren ganz entscheidend dazu beitragen, den Allergieausbruch zu verzögern oder gar zu verhindern. So haben Studien gezeigt, dass bei Kindern, die in den ersten sechs Lebensmonaten potenzielle Nahrungsmittelallergene (Kuhmilch!) bekommen, das Allergierisiko erhöht ist. Bei Kindern von Allergikern, die in den ersten sechs Lebensmonaten voll gestillt werden, verzögert sich der Ausbruch der Allergie deutlich. Ob und in welchem Maße eine Allergie im Kindesalter auftritt, hängt also entscheidend von der Ernährungsweise ab.

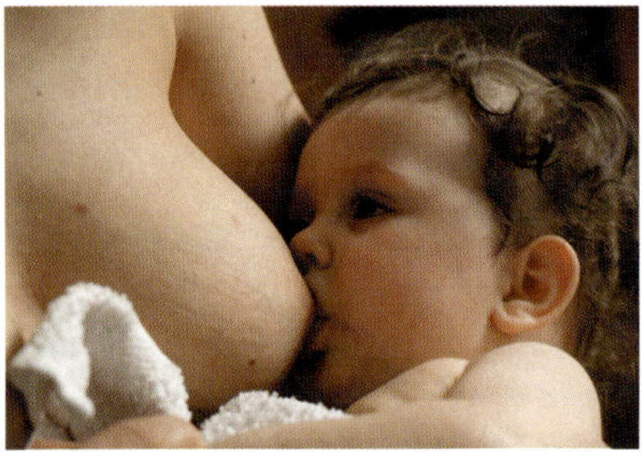

Wenn möglich sollten Sie ihr Kind die ersten sechs Lebensmonate voll stillen

Gut zu wissen

Das schützt Ihr Kind vor Allergien

- Stillen Sie Ihr Kind mindestens 6 Monate lang mit Muttermilch.
- Vermeiden Sie Kuhmilchprodukte in der Säuglingsernährung.
- Die Kost Ihres Kinds im 1. Lebensjahr sollte frei sein von Hühnerei, Tomaten, Fisch, Nüssen, Schokolade und Zitrusfrüchten.

Auch die Gabe eines Laktobazillen-Präparates in Tropfen- oder Pulverform schützt Ihr Kind vor Allergien. Diese Präparate eignen sich auch zur Unterstützung, wenn Ihr Kind bereits Allergien hat. Lassen Sie sich von ihrem Arzt oder Heilpraktiker bezüglich der Dosierung beraten. Mit Milchsäurebakterien angereicherte Jogurts sind dazu nicht geeignet, da sie auf Kuhmilchbasis hergestellt werden.

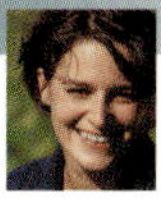

Werfen Sie Ballast ab!

Allergien sind überschießende Reaktionen des Immunsystems. Die Ernährungsweise beeinflusst das Immunsystem – basenreiche Ernährung entlastet. Doch auch die Lebensweise beeinflusst das Immunsystem – Stress, Sorgen, Streit, Ängste, um nur einige Belastungsfaktoren zu nennen. Jeder Allergiker weiß, dass seine Allergien unter Stress schlimmer werden.

Was können Sie tun? Entlasten Sie Ihr Immunsystem, indem Sie ihm körperlich, seelisch und geistig weniger zumuten. Machen Sie Inventur: In Ihrer Küche und in Ihrem Leben! Schauen Sie sich Ihre Lebensweise genau an: Worauf reagieren Sie „allergisch“? Haben Sie vielleicht zu viele Dinge um sich herum gesammelt, die Sie mehr belasten als freuen? Es gibt inzwischen eine Reihe hilfreicher Lektüren, die sich dem Thema „Entrümpelung“ angenommen haben. Mein Lieblingsbuch: „Feng Shui gegen das Gerümpel des Alltags“ lässt mich seit Jahren regelmäßig entrümpeln, was mit Kindern im Haus mühsam, aber nicht unmöglich ist. Immerhin fürchten sie inzwischen Mamas Feng-Shui-Aktionen und räumen ihre Sachen lieber selbst auf. Ich kann diese Technik nur empfehlen. Allerdings ist es keine einmalige Sache. Dranbleiben und wachsam sein ist gefragt. Jeden Tag werden wir über alle möglichen Medien zugemüllt. Prüfen Sie genau, wem und was Sie einen Platz in Ihrem Leben einräumen. Wie viele Zeitungen braucht ein Mensch, wie viele Informationen, wie viele Kleidungsstücke usw.

„Simplify your life“, so der Titel eines Erfolgsbuches, ist ein gutes Motto, um sein Leben zu entsäuern. Eine Freundin hat dies vor Jahren so genannt: „Wie zahlreich sind doch die Dinge, derer ich nicht bedarf.“

TIPP

Entrümpeln und entmüllen Sie Ihr Leben!

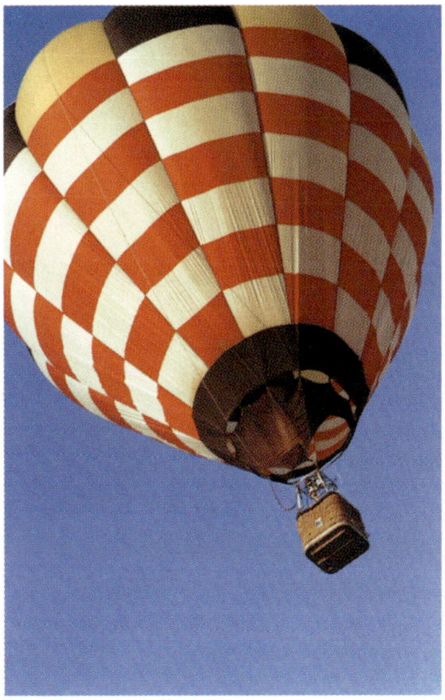

Literatur

Beckmann, G., Rüffer, A.: Mikroökologie des Darmes. Verlag und Druckerei Schlütersche. Hannover 2000

Birus, Th.: Was macht die Tiefkühlpizza knusprig? Fischer TB Verlag. Frankfurt/M 2000

Bruker, O.: Allergien müssen nicht sein. emu-Verlags-GmbH. Lahnstein 1993

Buchinger, O: Geistige Vertiefung und religiöse Verwirklichung durch Fasten und meditative Abgeschiedenheit. Turm Verlag. Bietigheim 1967

Gelach, B.: Keimlinge – Broschüre (Euro 1,53). aid e.V. (Auswertungs- und Informationsdienst für Ernährung, Bonn), Tel. 02225 / 926146, e-mail:aid@dvg.dsb.net

Grevers, G., Röcken, M.: Taschenatlas der Allergologie. Georg Thieme Verlag. Stuttgart 2001

Helmke Hausen, M.: Lebensquell Schüßlersalze. Bauer Verlag. Freiburg 1999

Kingston, K: Feng Shui gegen das Gerümpel des Alltags. Rowohlt Taschenbuch Verlags GmbH. Reinbek bei Hamburg 2000

Kircher, N.: Milchallergie und Laktoseintoleranz. Jopp-Verlag. Zürich 1993

Rapp, D.: Ist das Ihr Kind? (Über versteckte Allergien). Promedico Verlag. Hamburg 1991

Rosler, P.: Stuhldiagnostik. Haug Verlag. Stuttgart 1998

Wacker, A., Wacker, S.: Gesundheitserlebnis Basenfasten. Haug Verlag. Stuttgart 2002

Wacker, S.: Natürlich entgiften. Aurelia-Verlag. Baden-Baden 2003

Walker, N.: Frische Frucht- und Gemüsesäfte. Goldmann Verlag. 1995

Walker, N.: Täglich frische Salate erhalten Ihre Gesundheit. Goldmann Verlag. 1993

Werthmann, K.: Enterale Allergien. Haug Verlag. Stuttgart1986

Werthmann, K.: Kinderallergien erkennen und behandeln durch individuelle Diät. Johannes Sonntag Verlag. Regensburg 1989

Werthmann, K.: Ratgeber für Allergiker und chronisch Kranke. ebi-Verlag. CH-Kirchlindach 1998

Bezugsquellen

Entsafter „Champion“ und „Greenstar“, Sprossen und Trockenfrüchte

Keimling Naturkost GmbH
Bahnhofstraße 51
21614 Buxtehude
Tel. 04161/51160
www.keimling.de
e-mail: naturkost@keimling.de

Irrigatoren, Glaubersalz, Bittersalz

In allen Apotheken

Therapeuten, die mit Colon-Hydro-Therapie arbeiten

Bundesverband der Colon-Hydro-Therapeuten (BCHT)
www.bcht.de

Bildnachweis

Entsafter: Firma Keimling (s. o.)
Sprossen:
Firma Eschenfelder
Turnstraße. 30 (Fabrik am Kreuzfelsen)
76846 Hauenstein
Tel. 06392/7119
www.eschenfelder.de

Rezeptnachweis

Alle Rezepte von Sabine Wacker. Die mit „Matteo“ gekennzeichneten Rezepte hat mein 12 Jahre alter Sohn Matteo entwickelt.

Stichwortverzeichnis